Zuckerfrei

in 30 Tagen

Das Workbook für deinen Start
in ein gesünderes Leben

riva

Dieses Buch gehört:

Herzlich willkommen

zur Challenge *Zuckerfrei in 30 Tagen*. Dieses Buch will dich auf deinem Weg in ein gesünderes und zuckerfreies Leben unterstützen.
Im ersten Teil des Workbooks wirst du alles über Zucker erfahren, was du wissen musst, um ihm den Kampf anzusagen. Denn nur wer seinen Feind genau kennt, kann ihn auch schlagen! Du wirst lernen, was Zucker eigentlich ist, wie er im Körper wirkt und warum er süchtig macht.
Im zweiten Teil bist du an der Reihe. Jeden Tag bekommst du eine kleine Aufgabe gestellt, die du erledigen musst, um deinem Ziel näher zu kommen. Wir starten ganz einfach, indem du eine Bestandsaufnahme über deinen aktuellen Zuckerkonsum und deine Ernährungsgewohnheiten machst. In der ersten Woche wirst du alle Süßigkeiten und süßen Leckereien von deinem Speiseplan streichen, in der zweiten Woche folgen versteckte Zuckerquellen in herzhaften Lebensmitteln. In der dritten Woche solltest du auch auf künstliche Süßungsmittel und Obst verzichten, um deine Geschmacksnerven zu entlasten. Die vierte Woche dreht sich darum, langfristige Ernährungsstrategien zu entwickeln, die dir einen verantwortungsvollen und moderaten Umgang mit Zucker und Süße ermöglichen.
Wie hört sich das für dich an? Bekommst du beim Gedanken, auf Zucker zu verzichten, feuchte Hände und ein flaues Gefühl im Magen? Kein Wunder, denn Zucker kann richtig süchtig machen. Lass uns ehrlich sein: Die ersten Tage werden vermutlich hart. Aber als kleines Kind Fahrradfahren oder Lesen zu lernen war auch nicht einfach. Du brauchst nur einen starken Willen und den Glauben an dich selbst. Du bist überzeugt? Überlege dir, wann du beginnen möchtest: Zum Jahreswechsel? Zur Fastenzeit? Wenn die Kinder aus dem Haus sind? Es gibt keinen perfekten Zeitpunkt, also kannst du genauso gut jetzt starten und mit Tag 1 der Challenge beginnen.

Lerne deinen Feind kennen! Alles, was du über Zucker wissen musst

Was ist Zucker?

Der Begriff Zucker ist im Deutschen etwas unklar. Einerseits meint er den klassischen Haushaltszucker, andererseits wird er auch synonym für Kohlenhydrate (Überbegriff für alle Zuckerarten) verwendet.

Es gibt viele verschiedene Zuckerarten, die sich vor allem dadurch unterscheiden, aus wie vielen Zuckermolekülen sie bestehen.

Einfachzucker (Monosaccharide) bestehen aus nur einem Zuckermolekül. Dazu zählen Glukose (Traubenzucker), Fruktose (Fruchtzucker) und Galaktose (Schleimzucker). Sie sind sehr süß, lassen den Blutzuckerspiegel schnell ansteigen und liefern dem Körper schnelle Energie.

Zweifachzucker (Disaccharide) bestehen aus einer Verbindung von zwei Einfachzuckern. Zum Beispiel ist Haushaltszucker (Saccharose) aus Glukose und Fruktose aufgebaut und Milchzucker (Laktose) aus Glukose und Galaktose. Zweifachzucker schmecken etwas weniger süß.

Mehr- und Vielfachzucker (Oligo- und Polysaccharide) sind aus vielen Bauteilen, also Einfachzuckern aufgebaut. Sie müssen im Zuge der Verdauung erst in ihre Einzelteile zerlegt werden, bevor sie der Körper als Energielieferant verwenden kann. Deswegen steigt der Blutzuckerspiegel auch nicht so stark an. Mehrfachzucker schmecken kaum noch süß (z. B. Stärke in Gemüse und Hülsenfrüchten).

Wenn wir im Alltag von Zucker sprechen, meinen wir meist Haushaltszucker (Saccharose), der zu gleichen Teilen aus Glukose und Fruktose besteht. Haushaltszucker wird aus Zuckerrüben oder -rohr hergestellt, die zerkleinert und zu einem Sirup verkocht werden, bis sie verdampfen und kristallisieren.

Wie wirkt Zucker im Körper?

Zucker ist eine Energiequelle für deinen Körper. Wenn wir Zucker essen, wird er in Fruktose und Glukose gespalten und gelangt über die Darmschleimhaut des Dünndarms ins Blut, wo er als Blutzucker die Körperzellen und das Gehirn mit Energie versorgt. Wenn wir nichts essen, haben wir also keinen Blutzucker im Blut und der Blutzuckerspiegel ist niedrig. Je mehr Zucker wir essen, desto höher ist der Blutzuckerspiegel und desto mehr Insulin wird ausgeschüttet. Denn die Zellen benötigen das Hormon Insulin, um den Blutzucker als Energielieferanten aufnehmen zu können. Die Fettzellen speichern den Blutzucker als Energie, und erst nachdem der Insulinspiegel wieder absinkt, wird die Energie aus den Fettzellen genutzt. Essen wir aber viel und immer wieder Zucker, wird ständig Insulin ausgeschüttet und die Glukose bleibt in den Fettzellen.

Fruktose wird (ohne Hilfe von Insulin) aus dem Blut direkt in die Leber transportiert und dort in verwertbare Stoffe umgewandelt. Jetzt gibt es zwei Möglichkeiten: Dieser Zucker wird später als Energielieferant abgerufen oder in Fett umgewandelt und gespeichert. Das kann eine Fettleber hervorrufen. Zu viel Zucker, Übergewicht und wenig Bewegung können dazu führen, dass die Zellen nicht mehr auf Insulin reagieren. Die Bauchspeicheldrüse produziert jedoch immer weiter Insulin, da der Blutzuckerspiegel nicht sinkt. Durch das Insulin im Blut wird die Energie aus den Fettzellen nicht verwendet. Irgendwann ist die Bauchspeicheldrüse erschöpft und produziert kein Insulin mehr. Das ist Typ-2-Diabetes und birgt große Gefahren für die Gesundheit.

Zucker hat aber auch Auswirkungen auf unsere Verdauung. Bei zu großen Mengen sind die Darmbakterien überfordert, was Fäulnisbakterien die Gelegenheit zur Ansiedlung im Darm gibt.

Zudem gibt es Studien, die nahe legen, dass Zuckerkonsum die Funktionsfähigkeit des Gehirns verschlechtert.

Die Deutschen nehmen durchschnittlich 110 g Zucker pro Tag zu sich, das sind ungefähr 36 Stück Würfelzucker! Von der Weltgesundheitsorganisation werden nicht mehr als 25 bis 30 g Zucker täglich empfohlen.

Macht Zucker süchtig?

Wenn Zucker so schlecht für uns ist, warum essen wir dann so viel davon? Nicht nur, weil er einfach gut schmeckt. Eine gewisse Vorliebe für süße Speisen ist uns angeboren, da bereits unsere frühen Vorfahren lernten, dass süße Lebensmittel nicht giftig sind. Der weitaus wichtigere Grund ist jedoch, dass Zucker ähnlich wie Drogen das Belohnungszentrum unseres Gehirns triggert. Wenn wir Zucker essen, wird Dopamin (auch bekannt als das »Glückshormon«) ausgeschüttet. Dadurch fühlen wir uns kurzzeitig glücklich, beruhigt und entspannt. Allerdings nur für kurze Zeit, sodass unser Gehirn mehr davon will. Wenn du also das Gefühl hast, »Ich brauche jetzt unbedingt Schokolade!«, wenn du gestresst, frustriert, traurig oder gelangweilt bist, liegt das daran, dass sich dein Gehirn die schnellen positiven Effekte des Zuckerkonsums wünscht. Das kann zu suchtähnlichem Verhalten führen und macht den Verzicht so schwer. Wenn unser Körper auf Zuckerentzug ist, können sogar richtige Entzugserscheinungen wie Kopfschmerzen, Müdigkeit, Gereiztheit und Konzentrationsprobleme auftreten. Aber dennoch ist es das alles wert! Als Belohnung für dein Durchhalten wird sich deine Haut und deine Konzentrationsfähigkeit verbessern, du wirst besser schlafen und dich fitter und gesünder fühlen. Deine Verdauung wird besser funktionieren, deine Leber wird entfettet, dein Blutdruck wird optimiert und deine Blutzucker- und Cholesterinwerte werden sinken.

Welche Folgen kann Zuckerkonsum haben?

Zucker …

- macht müde, träge, unkonzentriert
- löst Heißhungeranfälle aus
- begünstigt Übergewicht
- beschleunigt den Alterungsprozess der Zellen
- begünstigt Entzündungen
- verursacht Karies
- beeinträchtigt die Schlafqualität
- begünstigt die Ansiedlung von Darmpilzen
- führt zu Hautproblemen
- begünstigt die Entstehung von Diabetes Typ 2
- führt zu Verdauungsproblemen und Blähungen
- bringt die Darmflora aus dem Gleichgewicht
- verursacht dies Entstehung einer Fettleber

TEST

Bist du ein Zucker-Junkie? (1/2)

	Ja	Nein
Naschst du täglich etwas Süßes?	○	○
Trinkst du regelmäßig zuckerhaltige Getränke?	○	○
Isst du häufig Weißmehlprodukte?	○	○
Hast du morgens nach dem Aufwachen sofort Appetit?	○	○
Hast du nach dem Essen gerne einen kleinen Nachtisch?	○	○
Isst du manchmal an stressigen Tagen Süßes, um dich zu trösten?	○	○
Gab es in der Kindheit Süßigkeiten zur Belohnung?	○	○
Salzt du dein Essen häufig nach?	○	○
Eine Kollegin bietet dir ein Stück Kuchen an, aber du hast eigentlich gar keinen Hunger. Fällt es dir trotzdem schwer, Nein zu sagen?	○	○
Hast du nach dem Essen manchmal ein schlechtes Gewissen?	○	○
Wird dir beim Gedanken, nie mehr Zucker zu essen, unbehaglich?	○	○

TEST

Bist du ein Zucker-Junkie? (2/2)

	Ja	Nein
Drehen sich deine Gedanken häufig ums Essen?	◯	◯
Hast du manchmal richtigen Heißhunger auf Zucker?	◯	◯
Fällt es dir schwer, nach nur einem Keks oder einem Stückchen Schokolade wieder aufzuhören?	◯	◯
Frühstückst du lieber süß als deftig?	◯	◯
Nimmst du dir oft vor, dein Essverhalten zu ändern, schaffst es aber nicht?	◯	◯
Isst du manchmal heimlich Süßes?	◯	◯
Hast du Gewichtsschwankungen oder in den letzten Jahren zugenommen?	◯	◯
Bist du nachmittags oft müde?	◯	◯
Hast du nach dem Essen manchmal Verdauungsprobleme?	◯	◯

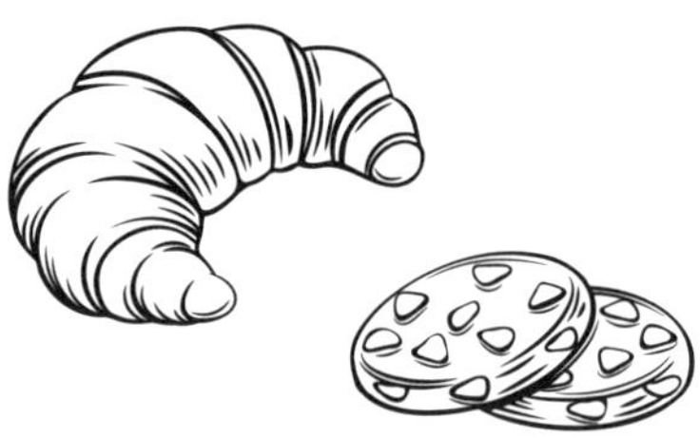

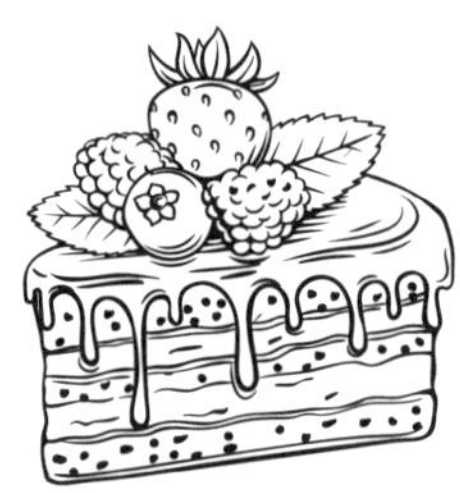

Auswertung:

Für jede mit Ja beantwortete Frage bekommst du einen Punkt. Zähle alle Punkte zusammen und sieh dir dein Ergebnis an.

0–6 Punkte: Glückwunsch! Zucker ist für dich kein Problem!

Du gehörst zu den wenigen Glücklichen, die entweder nicht gerne süß essen oder ihren Zuckerkonsum gut unter Kontrolle haben. Das ist toll! Dennoch kann die 30-Tage-Challenge für dich nützlich sein, um deine positiven Gewohnheiten zu festigen und langfristig gesund zu bleiben.

7–13 Punkte: Du solltest etwas ändern!

Dein Zuckerkonsum ist ein Problem, das du angehen solltest. Vermutlich hast du bereits die ersten gesundheitlichen Einschränkungen bemerkt, ohne sie direkt auf deinen Zuckerkonsum zu beziehen. Gut, dass du dem jetzt schon entgegenwirkst, bevor dich der Zucker krank macht.

14–20 Punkte: Du bist zuckersüchtig.

Beim Ausfüllen des Tests ist dir wahrscheinlich schon aufgefallen, wie sehr dein Zuckerkonsum deine Gesundheit und dein Wohlbefinden beeinträchtigt. Es ist höchste Zeit, etwas dagegen zu tun. Keine Angst, du wirst lernen, deine Gewohnheiten zu ändern und in ein gesünderes und zuckerfreies Leben zu starten.

Tag 1 ____________

Tagesaufgabe:

Analysiere deine Ausgangssituation!

Heute ist der erste Tag deiner Zuckerfrei-Challenge. Sicherlich bist du motiviert, deine Gewohnheiten zu ändern, und voller Tatendrang! Lass es uns dennoch langsam angehen. Iss heute noch einmal ganz normal so wie immer. Deine heutige Aufgabe besteht darin, in der Tabelle auf der nächsten Seite genau aufzuschreiben, was du gegessen hast. Notiere nicht nur die Lebensmittel, sondern auch die Kalorien, den Kohlenhydrat-, Fett- und Eiweißanteil und – ganz besonders wichtig – den enthaltenen Zucker. Sieh dir die Nährwertangaben auf den Lebensmitteln an und trage sie ein. Wenn du selbst kochst, wiege die Lebensmittel ab, dann weißt du genau, wie viel du berechnen musst. Nutze eine der zahlreichen Kalorientabellen online oder eine Kalorienzähl-App (z. B. fddb), um dir die Arbeit zu erleichtern. Am Ende des Tages kannst du schwarz auf weiß sehen, wie viel Zucker du heute konsumiert hast. Mehr als gedacht, oder? Sieh es als eine weitere Motivation, das Programm durchzuziehen. Außerdem kann es hilfreich sein, schon heute aufzuschreiben, in welchen Situationen du normalerweise Süßes isst und wie du dich vorher und nachher gefühlt hast. Das hilft dir, in Zukunft Alternativen zu Zucker zu finden. Wenn du z. B. gerne nachmittags naschst, weil du unkonzentriert wirst oder eine Pause brauchst, frage dich selbst: Würde eine Tasse Kaffee oder einen Spaziergang in diesem Moment vielleicht auch guttun? Die Lust auf Zucker ist häufig nur Gewohnheit, aber man muss sie zuerst erkennen, um etwas daran zu ändern.

Lebensmittel	kcal	EW	Fett	KH	Zucker
Frühstück					
Mittagessen					
Abendessen					
Getränke					
Gesamt					

In welchen Situationen hast du Zucker gegessen?

Wie hast du dich davor gefühlt?

Wie hast du dich danach gefühlt?

Tag 2 ____________

Tagesaufgabe:

Mache deine Küche zur zuckerfreien Zone!

Heute heißt es, deine Entscheidung in der Küche in die Tat umzusetzen und auszumisten. Durchkämme deinen Kühlschrank und deine Vorratsschränke nach zuckerhaltigen Produkten und sage Lebewohl zu Süßigkeiten, Kuchen, Keksen, Eis, süßen Frühstücksflocken, Limonade und Marmelade! Wenn du nichts wegschmeißen willst, verschenke die Sachen an deine Freunde oder Nachbarn. Fülle die Bestandsliste der zuckerhaltigen Produkte in deiner Küche aus und überlege dir, durch welche Alternativen du sie in den nächsten Wochen ersetzen kannst.

Mein Speiseplan

Frühstück ____________________

____

Mittagessen ____________________

____

Abendessen ____________________

____

Snacks ____________________

____

Getränke ____________________

____

Bestandsliste

z.B. Schokomüsli **stattdessen** Haferflocken mit Nüssen

z.B. Nuss-Nougat-Creme **stattdessen** Mandelmus

Rate mal ...

... wie viel Zucker in diesen Produkten steckt:

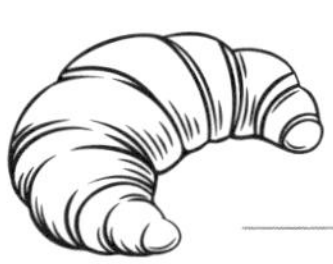

g Zucker

1 Schokocroissant

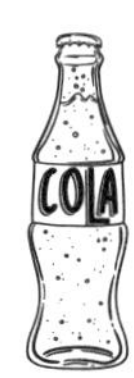

g Zucker

500 ml Cola

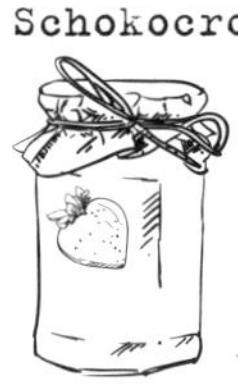

g Zucker

25 g Erdbeermarmelade

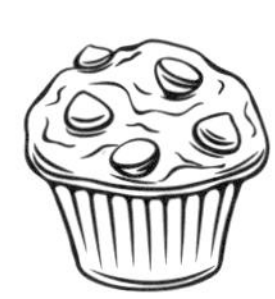

g Zucker

1 Schokomuffin

Die Auflösung findest du auf Seite 71.

Woche 1

Die letzten beiden Tage hast du deine Ausgangssituation analysiert und festgestellt, wie viel Zucker du tatsächlich isst. Außerdem hast du dich vorbereitet, indem du deine Küche fit für die Challenge gemacht hast. Jetzt geht es ans Eingemachte! Ab dieser Woche wirst du auf Zucker verzichten. Dafür wirst du neue Rezepte ausprobieren und lernen, wie du erkennst, welche Lebensmittel Zucker enthalten, und wie du mit Heißhunger umgehst.

Goodbye, Zucker

Versuche mit der mentalen Einstellung eines neugierigen Forschers an die Sache heranzugehen und entdecke, wie es deinem Körper ohne Zucker geht. Anfangs wirst du vielleicht leichte Entzugserscheinungen wie Kopfschmerzen, Konzentrationsschwierigkeiten und Gereiztheit bemerken, aber lass dich davon nicht entmutigen und bleibe dran! Es wird sich lohnen.

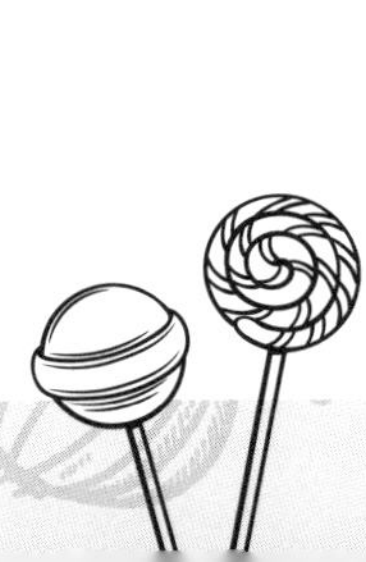

Tag 3 ______________

Tagesaufgabe:

Finde dein Warum!

Es geht los: Weg mit dem Zucker! Süßigkeiten, Kuchen, Kekse, Desserts, Softdrinks, Zucker im Kaffee, Schokolade, zuckerhaltige Müslis, Brotaufstriche und Joghurts gehören jetzt der Vergangenheit an. Am Anfang wird dir der Verzicht vielleicht noch schwerfallen, aber schon bald wirst du den Zucker nicht mehr vermissen. Aber warum machst du das eigentlich? Deiner Gesundheit zuliebe? Um abzunehmen? Um deinen Kindern ein Vorbild zu sein? Nervt es dich, wie sehr dein Verlangen nach Zucker dein Verhalten steuert? Oder bist du einfach neugierig, wie es aussehen könnte, ohne (oder zumindest mit deutlich weniger) Zucker im Alltag auszukommen? Nimm dir heute Zeit, um gründlich darüber nachzudenken, was deine Beweggründe sind, diese Challenge durchzuziehen. Wenn dir klar ist, warum du den Zucker aus deinem Leben verbannen möchtest, kannst du dich in Momenten, in denen dir der Verzicht schwerfällt, daran zurückerinnern. Schreibe heute einen Brief an den Zucker, in dem du erklärst, wie schwierig eure Beziehung ist und dass du dich erst einmal von ihm verabschieden möchtest.

Mein Speiseplan

Frühstück ______________________________

____

Mittagessen ______________________________

____

Abendessen

Snacks

Getränke

Brief an den Zucker

Hallo Zucker,

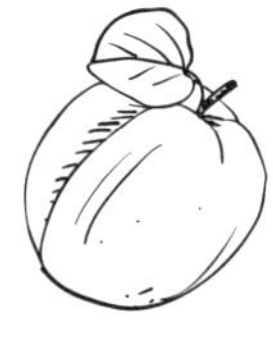

Tag 4 ______

Tagesaufgabe:

Informiere dich!

Zucker ist überall! Aber wie findest du raus, wo genau? Hersteller von Lebensmitteln sind verpflichtet, die Zutaten und Nährwerte ihrer Produkte auf der Verpackung anzugeben. Aber daraus schlau zu werden ist oft gar nicht so einfach. Lies dir die Infos auf diesen Seiten aufmerksam durch und unterziehe die Lebensmittel im Supermarkt einer kritischen Prüfung: Findest du Zucker auf der Zutatenliste? Wenn ja, steht er in der Liste weit vorne? Sind die Nährwertangaben pro Portion angegeben? Entspricht die Portionsgröße auch der Menge, die du essen würdest? Ist das Lebensmittel mit »Zuckerarm«, »Zuckerreduziert« oder »Zuckerfrei« gelabelt?

Mein Speiseplan

Frühstück ______

______

Mittagessen ______

______

Abendessen ______

______

Snacks ____

____

Getränke ____

____

Wie liest man Nährwertangaben?

Auf allen Nahrungsmitteln müssen auf den Verpackungen die enthaltenen Zutaten in absteigender Reihenfolge aufgelistet sein. Je weiter vorne eine Zutat in der Rangliste ist, desto mehr ist davon enthalten.
Die Nährwerttabelle gibt an, wie viel Fett, Kohlenhydrate (und davon Zucker), Eiweiß und häufig Salz ein Lebensmittel pro 100 g oder 100 ml enthält. Häufig stehen neben den Angaben je 100 g zusätzlich die Nährwerte für 1 Portion auf der Verpackung. Diese Portionsgröße ist meist jedoch unrealistisch klein, um geringere Mengen an Zucker vorzutäuschen.

Was heißt das eigentlich?

Zuckerarm: Nahrungsmittel haben max. 5 g Zucker pro 100 g und Getränke 2,5 g pro 100 ml.

Zuckerfrei: Das Produkt enthält nicht mehr als 0,5 g Zucker pro 100 g.

Zuckerreduziert: Ein- und Zweifachzucker sind gegenüber vergleichbaren Produkten um mindestens 30 % verringert.

Ohne Zuckerzusatz: Das Produkt darf keine zusätzlichen Ein- und Zweifachzucker oder andere Zusätze mit süßender Wirkung (Honig, Sirup, Fruchtsüße) enthalten.

Mit natürlicher Süße/Mit Süße aus Früchten: Das Produkt enthält in der Regel künstlich hergestellte Fruktose.

Welche Produkte, die so gelabelt sind, hast du in deiner Küche oder verwendest sie regelmäßig?

Fieser Trick:

Hersteller stecken häufig verschiedene Süßungsmittel in ein Produkt, um zu verschleiern, wie viel Zucker wirklich enthalten ist. Statt z. B. 40 g Zucker werden dann je 10 g Zucker, Honig, Sirup und Agavendicksaft verwendet. Auf diese Weise rutschen die einzelnen Zuckerarten nämlich in der Zutatenliste weiter nach hinten.

Tipp:

1 TL Zucker wiegt ca. 4 g, 1 Würfelzucker 3 g. Teile die Zuckermengen, die auf Lebensmitteln angegeben werden durch 4 oder 3, um dir die Menge besser vorstellen zu können.

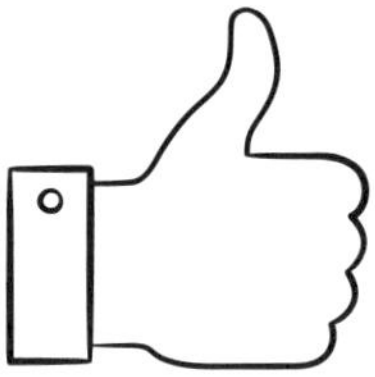

An Tag 1 hast du genau aufgeschrieben, wie viel Zucker du gegessen hast. Wie viel Gramm waren es? Wie viele Teelöffel Zucker macht das? Wie viele Stück Würfelzucker?

Was sind deine Lieblingssüßigkeiten? Wie viel Gramm Zucker stecken darin? Wie viele Teelöffel und wie viele Stück Würfelzucker macht das?

Tag 5 ____________

Tagesaufgabe:

Lust auf Süßes? Iss Fett!

Klingt komisch, aber es funktioniert! Extreme Diäten sind vor allem deshalb zum Scheitern verurteilt, weil sie bestimmte Lebensmittel verbieten, ohne einen Ersatz zu bieten. Aber wer etwas weglässt, muss es auch irgendwie ersetzen. Das hat zum einen physiologische Gründe (damit der Körper nicht auf den Hungermodus umschaltet), zum anderen psychologische Gründe (damit uns der Verzicht nicht frustriert). Natürlich sollten es am besten vollwertige, unverarbeitete und hochwertige Fette sein, z.B. Eier, Käse, Nüsse und Kokosnussprodukte. Probiere doch heute eines der folgenden fettreichen Rezepte aus!

Mein Speiseplan

Frühstück ____________________

Mittagessen ____________________

Abendessen ____________________

Snacks ____________________

Getränke ____________________

KOKOS-Chia-Pudding mit Erdbeeren

REZEPT

Für 1 Portion

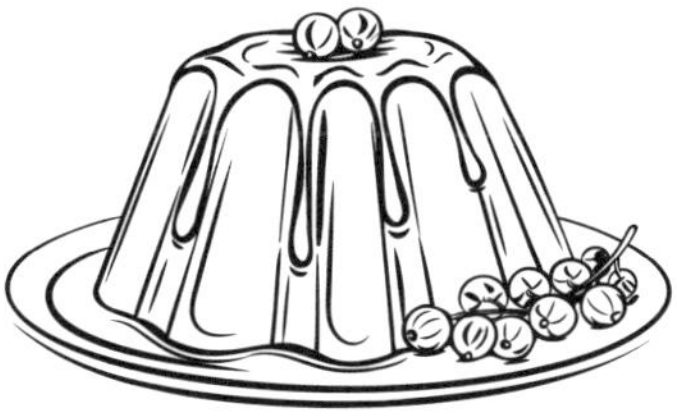

100 g Kokosmilch aus der Dose

100 g Joghurt

1 Msp. Vanille

3 EL Chia-Samen (ca. 30 g)

200 g Erdbeeren

1. Kokosmilch, Joghurt und Vanille mit dem Rührgerät verrühren.
2. Chia-Samen zugeben, gut verrühren und die Masse in ein Glas geben.
3. Mindestens 3 Stunden oder über Nacht im Kühlschrank quellen lassen.
4. Vor dem Servieren die Erdbeeren putzen, ein paar Beeren für die Dekoration beiseitelegen, den Rest pürieren.
5. Kokos-Chia-Pudding aus dem Kühlschrank nehmen, noch einmal gut durchrühren, Beerenstücke nach Belieben hinzufügen und das Erdbeerpüree auf der Oberfläche verteilen.

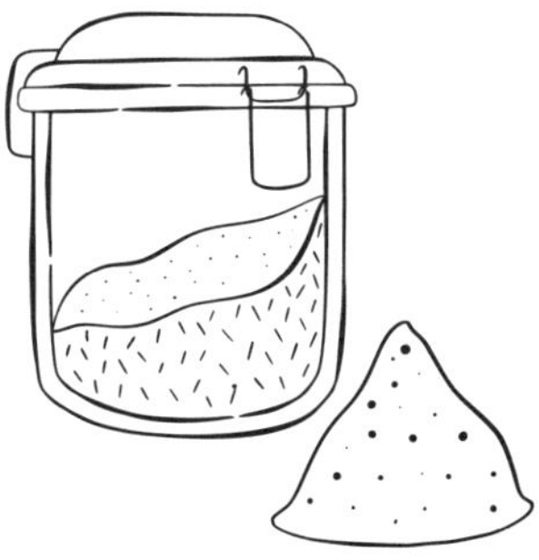

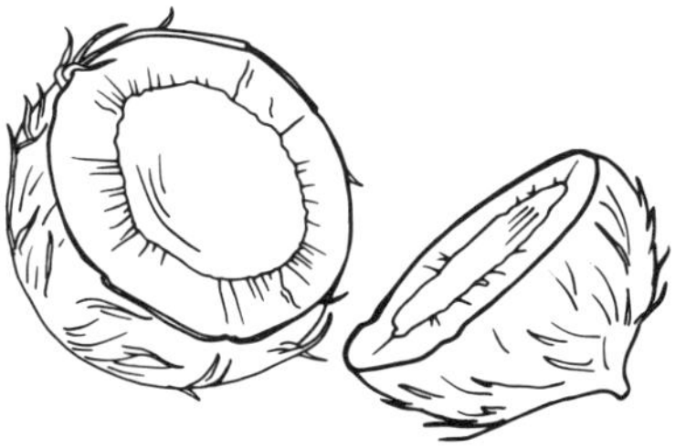

REZEPT

Halloumi-Bruschetta

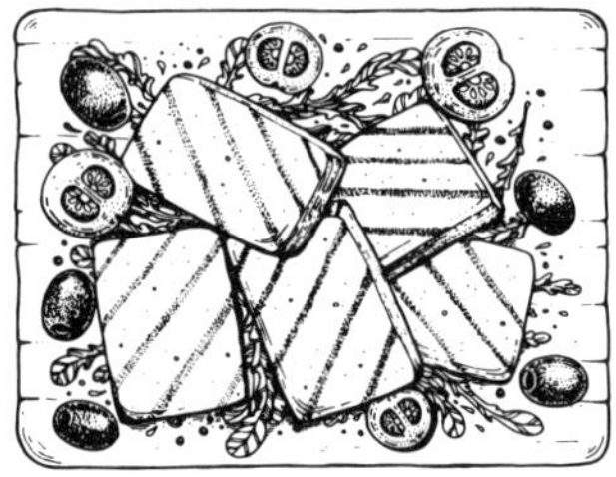

Für 2 Portionen

20 g Pinienkerne

250 g Halloumi

20 Cherrytomaten

10 schwarze Oliven, entsteint

3 EL Olivenöl

1 1/2 Bund frisches Basilikum

Salz, Pfeffer

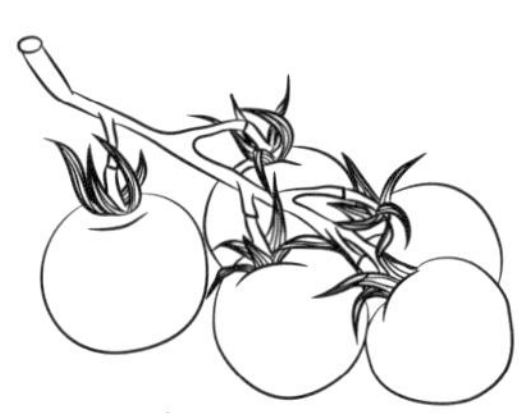

1. Pinienkerne in einer Pfanne ohne Öl rösten.
2. Halloumi in 2 cm dicke Scheiben schneiden und mit 1 1/2 EL Öl von allen Seiten bestreichen. In einer Pfanne etwa 5 Minuten von beiden Seiten goldbraun anbraten.
3. Währenddessen Basilikum waschen, trockenschütteln und hacken.
4. Basilikum (1 TL für später aufheben) mit Pinienkernen und 2 EL Olivenöl zu einem Pesto pürieren.
5. Cherrytomaten waschen, vierteln und in eine kleine Schüssel geben.
6. Oliven halbieren und mit 1 1/2 EL Olivenöl sowie restlichem Basilikum zu den Tomaten geben. Vermischen und mit Salz und Pfeffer abschmecken.
7. Zum Servieren den gebratenen Halloumi mit Pesto bestreichen und die Tomaten-Oliven-Masse darauf verteilen.

REZEPT

Lachsfilet mit Avocado-Erbsen-Püree

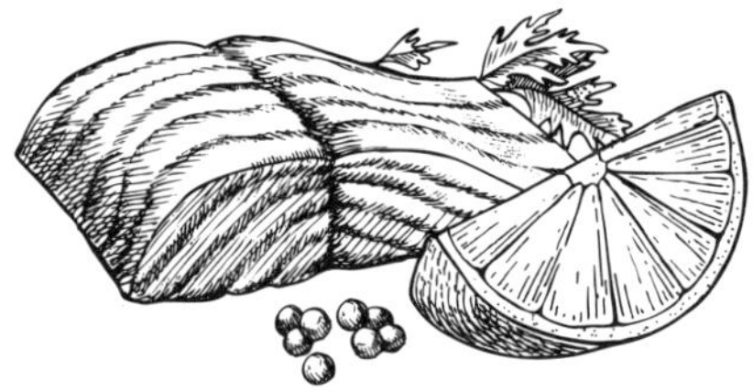

Für 2 Portionen

2 Lachsfilets (ca. 250 g)

200 g TK-Erbsen

1 Avocado

1 EL Öl, z.B. Oliven- oder Kokosöl

Salz

1 Knoblauchzehe

500 ml Gemüsebrühe (bzw. 500 ml Wasser und entsprechend Gemüsebrühepulver)

1 TL Zitronensaft

Pfeffer

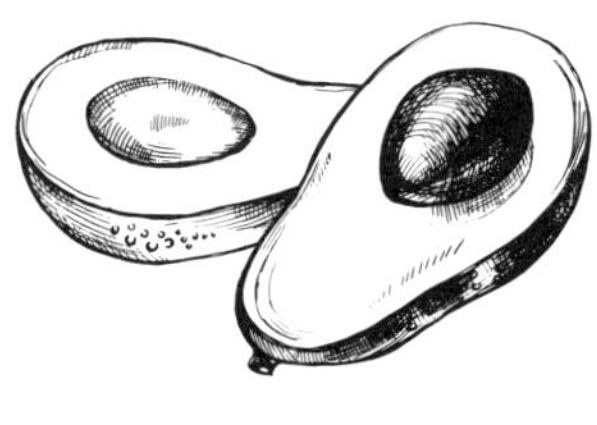

1. Lachsfilets abwaschen und mit Küchenpapier trockentupfen.
2. Öl in einer Pfanne erhitzen und Lachsfilets von beiden Seiten scharf anbraten und dann noch ca. 8–10 Minuten bei mittlerer Hitze durchgaren.
3. Währenddessen Erbsen 5 Minuten in der Gemüsebrühe kochen und danach in einem Sieb abtropfen lassen. Eventuell noch ein paar Erbsen zum Servieren beiseitelegen.
4. Avocado halbieren, entkernen, Fruchtfleisch mit einem Löffel aus der Schale lösen und in Stücke schneiden.
5. Knoblauchzehe schälen und pressen.
6. Avocado, Erbsen, Knoblauch und Zitronensaft mixen. Mit Salz und Pfeffer abschmecken.
7. Die Lachsfilets und das Püree auf 2 Teller verteilen, evtl. mit ein paar gekochten Erbsen garnieren und servieren.

Tag 6 ___________

Tagesaufgabe:

Komme deinem Heißhunger auf die Schliche!

Kennst du das? Man hat den Vorsatz gefasst, sich gesünder zu ernähren, und ist topmotiviert, das auch umzusetzen, aber dann kommt die erste Heißhungerattacke und zwingt uns und unsere guten Vorsätze in die Knie. Wie ferngesteuert laufen wir zum Kühlschrank und verschlingen zuckrige Leckereien, obwohl wir das doch eigentlich gar nicht wollten. Wie kommt es, dass wir uns plötzlich nicht mehr unter Kontrolle haben? Heißhungerattacken können verschiedene Ursachen haben. Sie können auf einen körperlichen Mangel an Nährstoffen hinweisen oder emotional bedingt sein. Heute lernst du, wie du das eine vom anderen unterscheidest.

Mein Speiseplan

Frühstück ____

____

Mittagessen ____

____

Abendessen ____

____

Snacks ____

____

Getränke ____

____

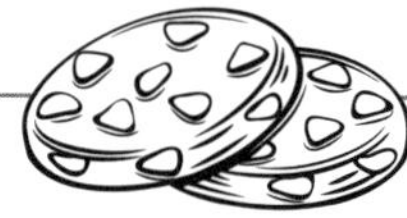

Körperlicher Heißhunger

Wenn wir richtigen, körperlichen Hunger haben und uns Nährstoffe fehlen, kann es zu Heißhunger kommen. Körperlichen Hunger erkennst du an folgenden Punkten:
Der Magen knurrt. Ein leichtes Unwohlsein macht sich breit. Er kommt langsam und in Wellen. Er hat nichts mit dem optischen Erscheinungsbild der Nahrung zu tun. Er kommt nicht nur, weil gerade zufällig Essen da ist.

Heißhunger auf bestimmte Lebensmittel kann einen Mangel an Nährstoffen bedeuten:

- Heißhunger auf Süßes kommt häufig von einem zu niedrigen Blutdruck oder Zinkmangel. Alternativen: Erdnüsse, Sonnenblumenkerne oder Käse.
- Bei Heißhunger auf Schokolade fehlt es möglicherweise an Magnesium. Alternativen: zuckerfreies dunkles Kakaopulver, Nüsse.
- Bei Heißhunger auf Herzhaftes wie Chips oder Pommes will dein Körper wahrscheinlich Natrium, Vitamin D, Vitamin B1 oder B6. Alternativen: Oliven, Lachs, Pilze, Eier.
- Heißhunger auf Fleisch kann bedeuten, dass dein Eisenspiegel zu gering ist. Alternative: Kürbiskerne, Pistazien, rote Bete.

Emotionaler Hunger

Emotionaler Hunger verleitet uns zum Essen, obwohl wir keinen physischen Hunger spüren. Wir essen aus Frust, Langeweile oder weil wir Stress haben. Der Umgang mit negativen Gefühlen ist schwierig. So neigt jeder Mensch dazu, diese unangenehmen Gefühle kompensieren zu wollen und einige tun dies mit der Nahrungsaufnahme. Doch selbst die leckersten Süßigkeiten können deinen emotionalen Hunger nicht stillen, denn in diesen Situationen brauchst du eigentlich etwas ganz anderes, wie z. B. ein tröstendes Gespräch mit einer Freundin oder einen ruhigen Abend nur für dich selbst. Nutze das Heißhungertagebuch, um Muster in deinem Verlangen nach bestimmten Lebensmitteln zu erkennen und dir bewusst zu machen, dass es nicht zufällig auftritt.

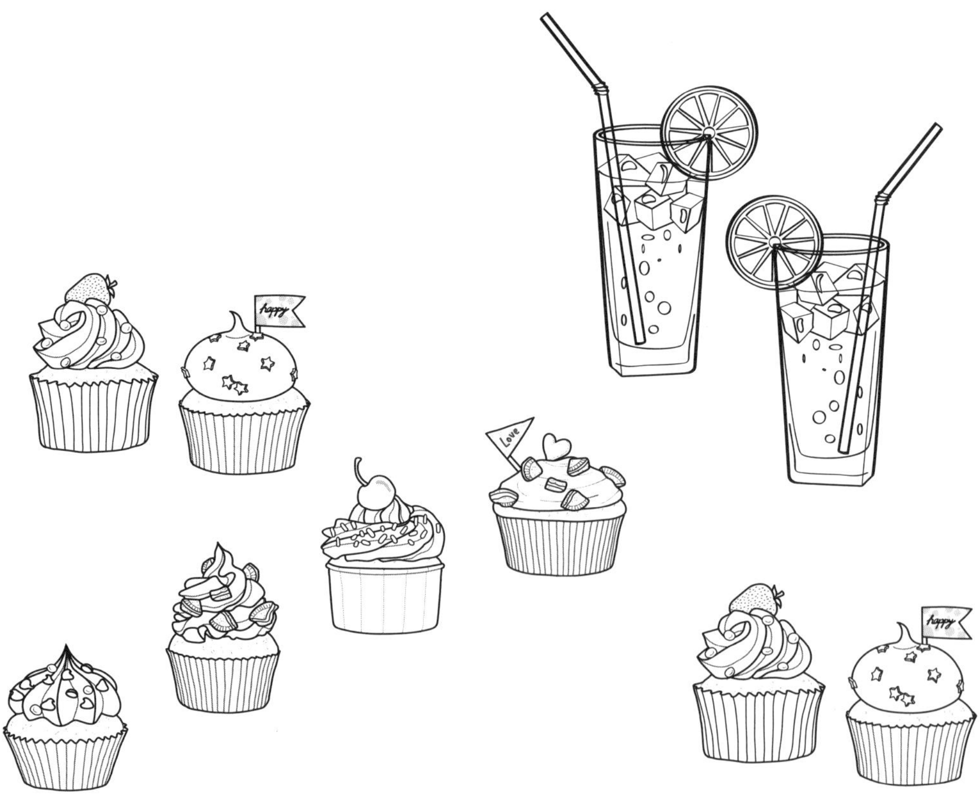

Heißhungertagebuch

Uhrzeit	Heißhunger auf	So fühle ich mich	Was will ich wirklich

Tag 7 ______________

Tagesaufgabe:

Müssen Getränke wirklich süß sein?

Kaffee mit Zucker, Tee mit Honig, Limonade, Cola, Milchshake, Smoothie... Unsere Getränke sind häufig süß und voller Zucker. Auf diese Weise konsumieren wir große Mengen an Zucker und bemerken es oft nicht einmal. Aber das muss nicht sein! Denn es gibt haufenweise leckere Alternativen, du musst nur erst einmal mit der Gewohnheit brechen. Zu welchen Gelegenheiten trinkst du vorzugsweise zuckerhaltige Getränke? Vielleicht ist es bei dir der süße Cappuccino am Nachmittag oder die Cola im Kino? Beobachte dich selbst und probiere heute verschiedene Alternativen aus, die du auf der folgenden Seite findest.

Mein Speiseplan

Frühstück ______________________________

____

Mittagessen ______________________________

____

Abendessen ______________________________

____

Snacks ______________________________

____

Getränke ______________________________

____

Probier mal

- Fruit Infused Water ist ein leckerer Trend, der aus gewöhnlichem Wasser ein gesundes Geschmackserlebnis macht. Dafür wird Wasser einfach mit kleingeschnittenem Obst, Beeren, Kräutern oder auch Gemüse aufgepeppt. Folgende Varianten solltest du einmal ausprobieren: Zitrone + Minze, Ananas, Mango + Orange, Rosmarin + Wassermelone, Grapefruit + Vanille, Mandarine + Ingwer, Zimt + Pfirsich, Zitrone + Gurke + Petersilie

- Du trinkst Kaffee am liebsten süß? Investiere doch ein paar Euro in richtig guten Kaffee und probiere, ob er dir nicht auch pur oder nur mit Milch schmeckt. Oder experimentiere mit einer kleinen Menge Stevia oder Süßstoff.

- Du kannst ohne deine Cola oder Limonade zum Essen momentan noch nicht leben? Dann ersetze sie zumindest vorerst (!) durch die Light- oder Zero-Variante ohne Zucker.

- Wenn du gerne Saft oder Smoothies trinkst, mache sie dir zuhause einfach selbst. Auf diese Weise weißt du ganz genau, dass kein Zucker enthalten ist, und du kannst sie Schritt für Schritt mit größeren Mengen Wasser verdünnen.

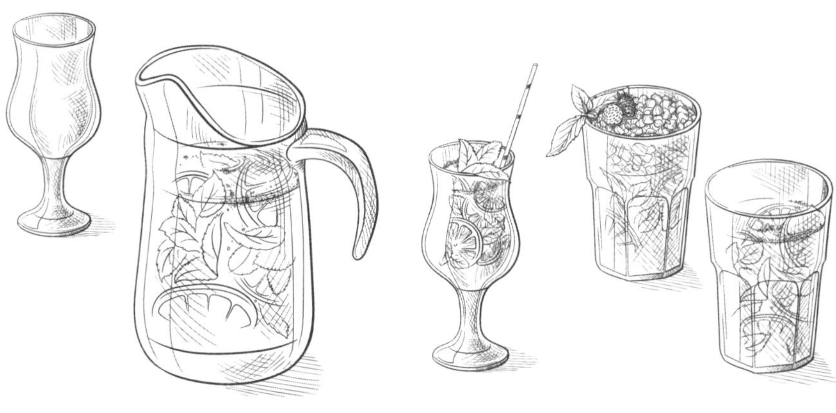

Tag 8 ______________

Tagesaufgabe:

Genieße ein zuckerfreies Frühstück!

Frühstück bedeutet für viele Menschen Müsli, Brötchen mit Marmelade, süßer Joghurt oder Croissant. Das Problem an einem süßen Start in den Tag: Wir essen bereits früh am Morgen beträchtliche Mengen Zucker, was unseren Insulinspiegel den ganzen Tag negativ beeinträchtigt. Warum nicht einmal ein herzhaftes Frühstück probieren? Leckere Alternativen zur morgendlichen Zuckerbombe sind zum Beispiel Brot mit Käse oder Schinken, Omelette mit Gemüse oder Toast mit Avocado und Frischkäse. Oder teste doch einfach das Rezept für Tomaten-Eier-Muffins. Beobachte heute, wie es dir mit einem herzhaften Frühstück geht. Wenn du morgens auf süße Speisen nicht verzichten möchtest, kannst du das Granola-Rezept ausprobieren.

Mein Speiseplan

Frühstück ______________________________

____

Mittagessen ______________________________

____

Abendessen ______________________________

____

Snacks ______________________________

Getränke ______________________________

REZEPT

Zuckerfreies Granola

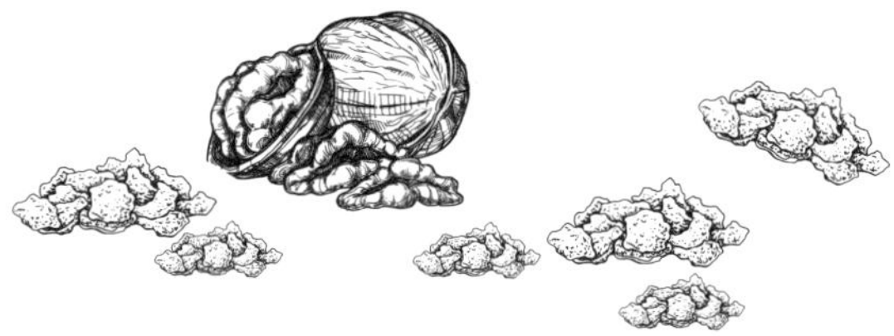

Für ca. 150 g

30 g Mandeln

30 g Haselnüsse

20 g Walnüsse

30 g blanchierte Mandelblättchen

30 g Sonnenblumenkerne

15 g Kokosöl

20 g Erythrit

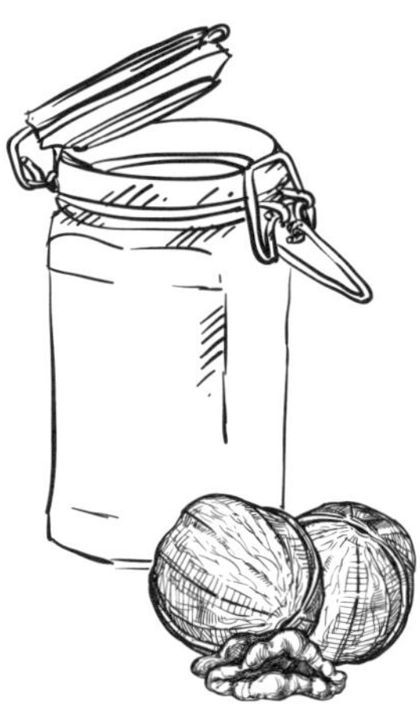

1. Mandeln, Haselnüsse und Walnüsse grob hacken.
2. Alle Nüsse und Kerne in eine Pfanne ohne Fett geben und vorsichtig unter ständigem Umrühren anrösten. In eine Schüssel umfüllen.
3. Kokosöl oder Butter in der Pfanne erhitzen und schmelzen lassen. Bei mittlerer Hitze Erythrit hinzufügen und gut verrühren.
4. Die angerösteten Nüsse und Kerne hinzufügen und weiterhin gut umrühren, bis eine klebrige Masse entstanden ist. Das dauert nur ca. 3–5 Minuten Achtung, dass nichts anbrennt, evtl. die Hitze noch etwas reduzieren.
5. Eine feste Unterlage wie z. B. ein Backblech, ein großes Brett oder die Arbeitsfläche in der Küche mit einem Stück Backpapier auslegen und die Masse zum Auskühlen darauf verteilen.
6. Sobald sie vollständig ausgekühlt ist, ist die Konsistenz auch richtig »crunchy« und man kann das Müsli in ein gut verschließbares Vorratsglas einfüllen.

REZEPT

Tomaten-Eier-Muffins

Für 1 Portion

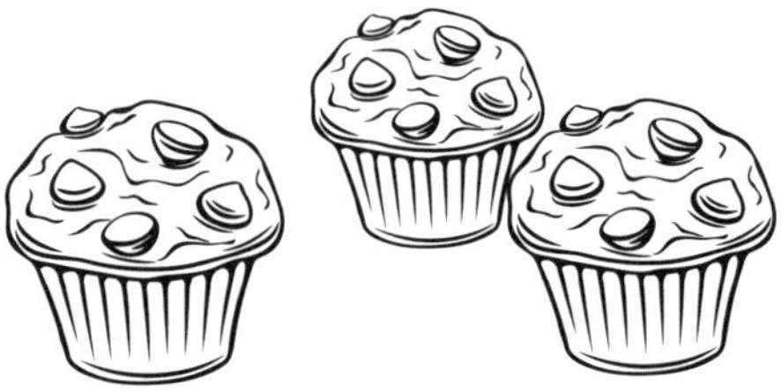

3 Eier

6 Kirschtomaten

30 g Zucchini

3 EL Gouda, gerieben

Salz, Pfeffer

Paprikapulver

Getrockneter Oregano

Etwas Fett für die Formen

1. Backofen auf 180 °C Umluft vorheizen.
2. Eier und Gewürze in eine Schüssel geben und mit einer Gabel aufschlagen.
3. Gemüse waschen, putzen, abtrocknen und in kleine Stücke schneiden.
4. Gemüsestücke und Käse zu der Eiermasse geben und gut vermischen.
5. Die Masse in gefettete Muffinförmchen füllen und 10–12 Minuten im Ofen zu goldbraunen Muffins backen.

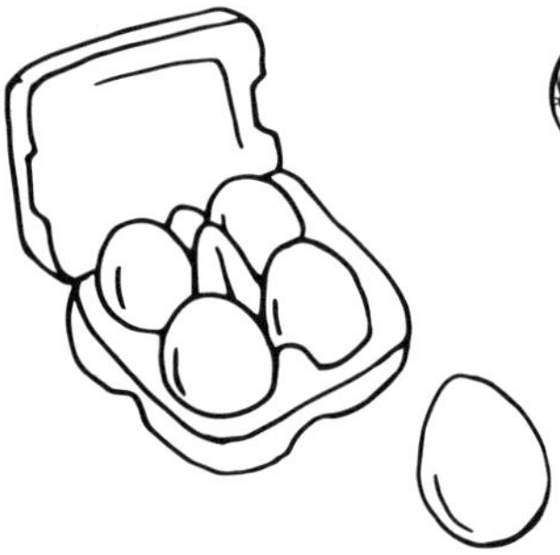

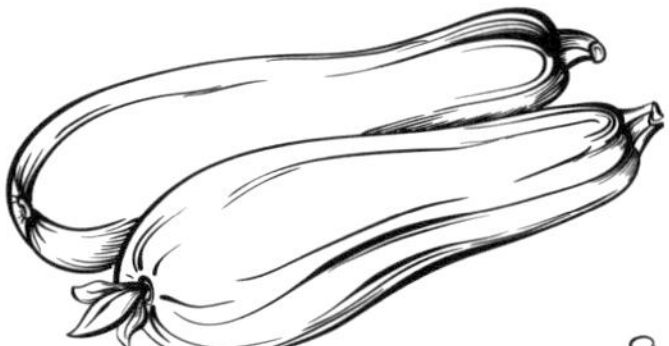

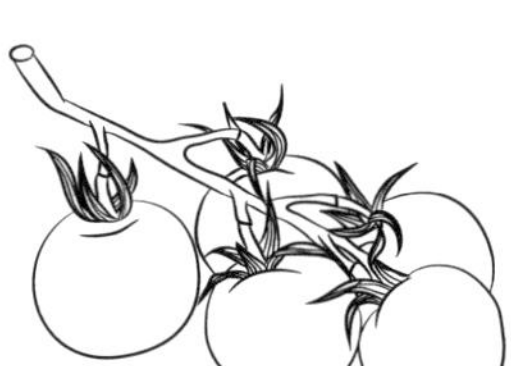

REZEPT

Pancakes

Für 2 Portionen

3 Eier

1 Banane

100 g Magerquark

50 g gemahlene Mandeln oder Mandelmehl

2 TL Backpulver (10 g)

1 EL Öl oder Butter zum Ausbacken der Pancakes

1. Die Eier trennen. Eigelbe beiseitestellen und die Eiweiße steif schlagen.
2. Die Banane schälen, zerdrücken und zu den Eigelben geben.
3. Magerquark, Mandeln und Backpulver ebenfalls hinzufügen und alles vermengen.
4. Als Letztes das Eiweiß vorsichtig unterheben.
5. In einer Pfanne etwas Öl oder Butter erhitzen und bei mittlerer Hitze aus dem Teig Pancakes backen.

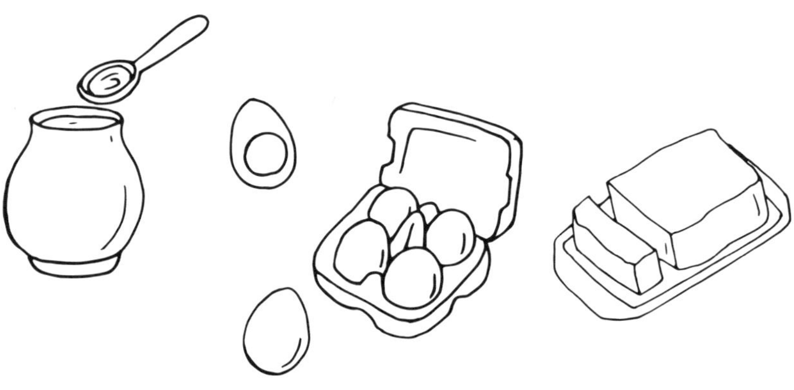

Tag 9 ____________

Tagesaufgabe:

Mach es dir nicht schwerer als nötig!

Heute wirst du einige Verbündete im Kampf gegen die Zuckersucht kennenlernen. Diese Verbündeten heißen Gewürze, Wasser, Eiweiß, Schlaf, Ruhe und Bewegung. Die sechs Tipps auf der folgenden Seite können dir helfen, dein Verlangen nach Süßem deutlich zu mildern. Und ganz ehrlich: Die Challenge, auf Zucker zu verzichten, ist doch schon schwierig genug, mach es dir also nicht schwerer als nötig. Lies dir die Infos zu deinen neuen Verbündeten durch und überlege, was du in deinem Alltag noch mehr beherzigen könntest.

Mein Speiseplan

Frühstück ____________

____

Mittagessen ____________

____

Abendessen ____________

____

Snacks ____________

____

Getränke ____________

____

6 Waffen gegen die Zuckersucht

Gewürze

Nelken, Zimt, Vanille, Chilli, Süßholzwurzel, Kardamom, Muskat, Koriander und Kakao peppen nicht nur dein Essen auf, sondern können auch den Appetit auf Süßes hemmen.

Welche Gewürze verwende ich schon?

Welche möchte ich noch ausprobieren?

Wasser

Viel trinken ist wichtig für alle Organe und Gewebe im Körper, fördert die Konzentrationsfähigkeit und das körperliche Wohlbefinden. Außerdem verwechseln wir Hunger oft mit Durst, deswegen ist viel zu trinken in deinem Kampf gegen den Zucker auch so wichtig.

Wie viel hast du heute getrunken?

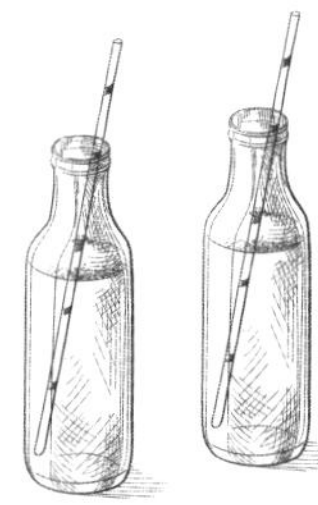

Eiweiß

Eiweißhaltige Lebensmittel halten lange satt und beugen Heißhungerattacken vor. Gute Eiweißquellen sind Fisch, Fleisch, Geflügel, Käse, Eier, Tofu, Hülsenfrüchte und vollwertiges Getreide.

Welche eiweißhaltigen Lebensmittel hast du heute gegessen?

Schlaf

Durch Schlafmangel geraten unsere Hormone durcheinander, auch die, die den Hunger regulieren. Wer also weniger schläft, isst mehr und umgekehrt.

Wie viele Stunden hast du heute geschlafen?

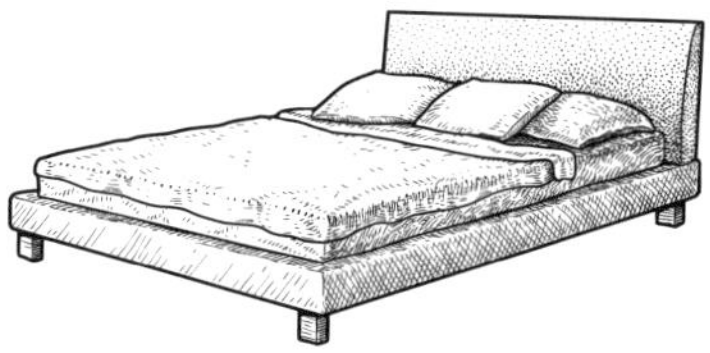

Ruhe

Stresshormone verstärken das Verlangen nach Süßem. Wenn du dich gestresst fühlst, plane Ruhephasen in deinen Alltag ein, z. B. in Form von Meditation, Yoga oder einem Spaziergang.

Hast du dich heute gestresst gefühlt?

Was könntest du dagegen tun?

Bewegung

Wer Sport treibt, baut nicht nur Muskeln auf und bekommt ein besseres Körpergefühl, sondern ist auch in der Lage, Nährstoffe besser zu verwerten. Bewegung macht zufrieden und lenkt von Heißhungerattacken ab.

Hast du dich heute genug bewegt?

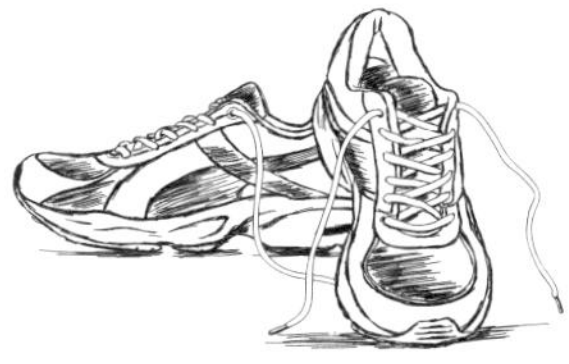

Fazit nach Woche 1

1 Woche ohne Zucker – jetzt fühle ich mich

Das ist mir besonders schwergefallen

Das war einfacher als gedacht

Ein stolzer Moment

So war meine Schlafqualität ☺ 😐 ☹

So habe ich mich nachmittags gefühlt ☺ 😐 ☹

So ging es meiner Verdauung ☺ 😐 ☹

So war meine Laune ☺ 😐 ☹

Diese neuen Rezepte habe ich ausprobiert

Das möchte ich gerne beibehalten

Das war nervig

Das war besonders lecker

In dieser Situation habe ich Zucker vermisst

Ein Aha-Erlebnis

Das war besonders motivierend

Diese Menschen haben mir geholfen

Diese Reaktionen habe ich von anderen Menschen bekommen

Das nehme ich mir für die nächste Woche vor

Woche 2

Gratulation! Du hast eine ganze Woche ohne Süßigkeiten hinter dir! Ging doch einfacher als gedacht, oder? Zeit für den nächsten Schritt: Zucker ist nicht nur in Softdrinks, Schokolade und Kuchen enthalten, sondern auch in Lebensmitteln, von denen du es gar nicht erwarten würdest und die teilweise nicht einmal süß schmecken. Das heißt, du hast heute vielleicht schon einen kleinen Berg Zucker gegessen, obwohl du deinem Drang, zu naschen so standhaft wider-

Schluss mit Zuckerfallen

standen hast. Manchmal ist Zucker in den Zutatenlisten von Lebensmitteln gar nicht so leicht zu erkennen. Denn die Lebensmittelhersteller haben viele verschiedene Namen für das süße Gift, um den hohen Zuckergehalt zu verschleiern. Um dich von der Zuckersucht zu befreien, musst du aber auch diese Zuckerfallen eliminieren und durch gesunde, zuckerfreie Alternativen ersetzen. Wie du das machst, lernst du Schritt für Schritt in der kommenden Woche.

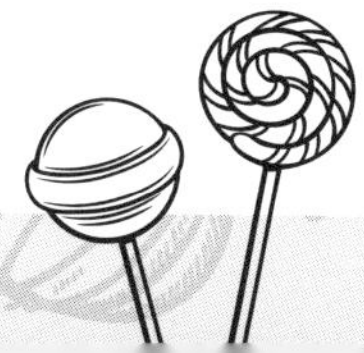

Tag 10 ___________

Tagesaufgabe:

Enttarne versteckten Zucker!

Die Eskimos haben angeblich über 50 Wörter für Schnee. Die Lebensmittelindustrie hat mindestens ebenso viele für Zucker. Dass Zucker unter so vielen Namen auftaucht, macht ihn zu einem schwierigen Gegner, denn man muss ihn erst mal erkennen! Auf der folgenden Seite findest du die geläufigsten Bezeichnungen für Zucker aufgelistet. Überprüfe bei deinem nächsten Einkauf im Supermarkt, welche Namen dir begegnen, und notiere dir neben der Bezeichnung, in welchem Lebensmittel du sie gefunden hast.

Mein Speiseplan

Frühstück ___________

____

Mittagessen ___________

____

Abendessen ___________

____

Snacks ___________

____

Getränke ___________

____

Zucker hat viele Gesichter

Molken-pulver

Rübensaft

Karamell

Isomalt

Saccharin (E 954)

Melasse

Galaktose

Mannit (E 421)

Zuckerrü-benkraut

Rohrzucker

Poly-dextrose

Vanillin-zucker

Raffinose

Xylitol (E 967)

Apfel-dicksaft

Thaumatin (E 957)

Invert-zuckersirup

Milch-zucker

Frucht-zucker

Maltitol

Saccharose

Fruktose-Glukose-Sirup

Modifi-zierte Stärke

Ahornsirup

Agaven-dicksaft

Laktose

Sorbit

Oligo-fruktose

Tag 11 ____________

Tagesaufgabe:

Goodbye, Alkohol!

Während deiner 30-Tage-Challenge solltest du auch auf Alkohol verzichten. Wenn du dich an dein letztes Katerfrühstück zurück erinnerst, wird dir klar sein, dass die enthemmende Wirkung von Alkohol uns oft zu ungesundem Essen greifen lässt. Außerdem enthält Alkohol trotz Gärung noch reichlich Restzucker und Cocktails sind oft wahre Zuckerbomben. Schätze doch mal, wie viel Zucker in verschiedenen Drinks enthalten ist.

Mein Speiseplan

Frühstück ____________________

____

Mittagessen ____________________

____

Abendessen ____________________

____

Snacks ____________________

____

Getränke ____________________

____

Rate mal ...

... wieviel viel Zucker in den folgenden Getränken enthalten ist:

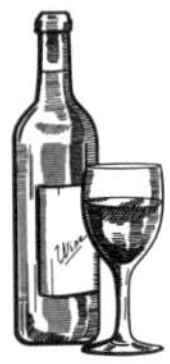

______ g Zucker

200 ml Roséwein

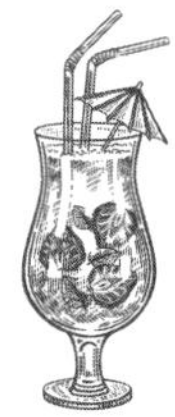

______ g Zucker

300 ml Piña Colada

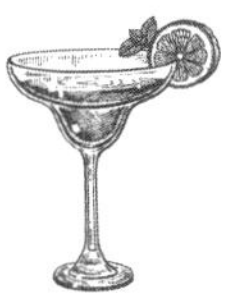

______ g Zucker

120 ml Erdbeer-Margarita

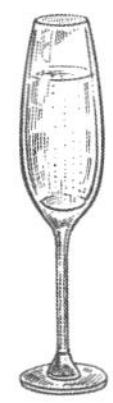

______ g Zucker

100 ml Sekt (demi-sec)

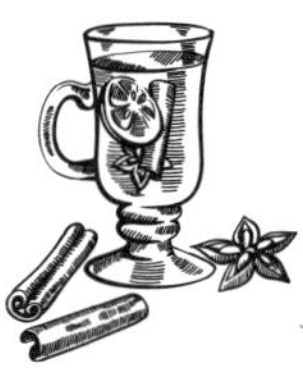

______ g Zucker

200 ml Glühwein

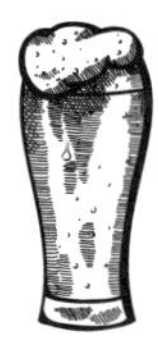

______ g Zucker

500 ml Radler

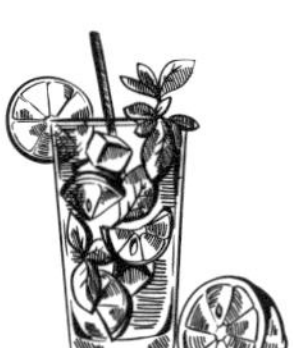

______ g Zucker

250 ml Gin Tonic

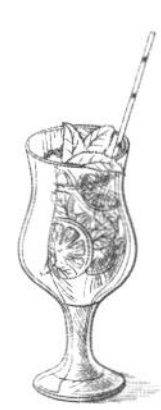

______ g Zucker

200 ml Aperol Spritz

Die Auflösung findest du auf Seite 71.

Tag 12 ____________

Tagesaufgabe:

Entwickle Strategien für Herausforderungen des Alltags!

Selbst zu kochen ist natürlich der Königsweg, wenn man sich zuckerfrei ernähren möchte. Doch einem gelegentlichen Restaurantbesuch mit Freunden steht nichts im Wege, wenn du dir vorher Gedanken machst, welche Gerichte zu deiner neuen Ernährungsform passen. Eine weitere Herausforderung können verschiedene Situationen sein, die dir im Alltag begegnen werden. Was machst du, wenn dir deine Lieblingskollegin ihren berühmten Schokokuchen mitbringt? Mache dir heute Gedanken darüber, wie du dich in verschiedenen Situationen verhalten würdest.

Mein Speiseplan

Frühstück ____________________

____

Mittagessen ____________________

____

Abendessen ____________________

____

Snacks ____________________

____

Getränke ____________________

____

Tipps fürs Restaurant

Vorbereitung ist auch hier der Schlüssel zum Erfolg. Bei den meisten Restaurants kannst du die Speisekarte online einsehen, sodass du bereits im Vorhinein die Gerichte begutachten kannst. Vollwert- oder Bio-Restaurants sind meist eine gute Wahl, weil dort mit natürlichen Lebensmitteln gekocht und auf Fertigprodukte mit dubiosen Zusatzstoffen verzichtet wird. Gut geeignet ist auch frische, mediterrane Kost mit reichlich Gemüse und Fisch oder Steak. Typische Zuckerfallen sind Dips, Marinaden und Vinaigrettes. Lasse dir Dressings separat servieren oder mache deinen Salat nur mit Essig und Öl an. Am besten ist es, wenn du den Kellner einfach direkt fragst, in welchen Gerichten Zucker steckt.

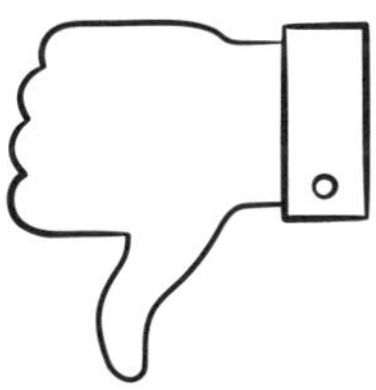

- Italienisch, spanisch, portugiesisch: Vorsicht bei Tomatensaucen! Darin versteckt sich oft Zucker.
- Gutbürgerlich: Tabu sind gesüßte Fertigsaucen à la Sauce hollandaise und Mehlspeisen wie Kaiserschmarren.
- Asiatisch: In der asiatischen Küche wird leider sehr viel Zucker in Form von gesüßter Sojasauce oder zuckerreichen Würzmitteln verwendet. Sogar in Sushi ist Zucker enthalten.
- Fast Food: Ketchup, Mayonnaise, Burger-Brötchen, Currywurst & Co. sind wahre Zuckerbomben.
- Griechisch: Tomatenreis, Krautsalat, Metaxasauce, Tzatziki und Frittiertes enthalten in der Regel Zucker.

Süße Herausforderungen

- Leistungstief am Nachmittag → Eine Situation, in der wir gerne zu süßen Snacks greifen. Versuche es doch stattdessen mit einem Spaziergang an der frischen Luft oder einer Tasse Tee.
- Kaffee und Kuchen mit Freundinnen → Bestelle dir am besten eine Kanne Chai-Tee, denn das Zimtaroma stillt das Verlangen nach Süßem. Nimm dir als Snack ein paar Nüsse oder Obst mit.
- Im Restaurant bestellen alle anderen Nachtisch → Trinke stattdessen einen Espresso oder bestelle eine Käseplatte als Dessert.
- Flugreise → Decke dich vor Abflug mit herzhaften Snacks und Nüssen ein.
- Eine Kollegin bringt Kuchen mit ins Büro → Bedanke dich herzlich und erkläre ihr warum du dich gerade zuckerfrei ernährst. Vielleicht möchtest du ja auch mal einen zuckerfreien Kuchen mitbringen?

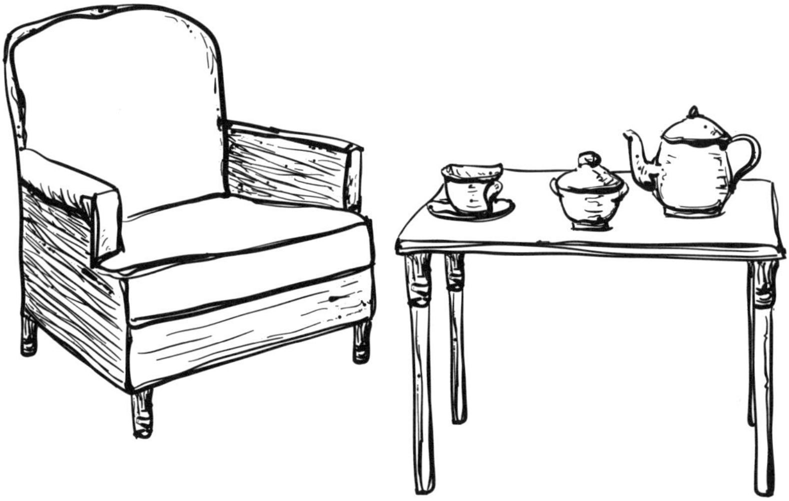

Welche schwierigen Situationen sind dir schon begegnet?

Wie bist du bisher damit umgegangen?

Wie könntest du in Zukunft damit umgehen?

Tag 13 ___________

Tagesaufgabe:

Erkenne, dass Zucker nicht süß sein muss!

Auch in Lebensmitteln, die nicht süß schmecken, kann eine ganze Menge Zucker stecken. Das Gemeine daran ist: Wir merken gar nicht, wie viel Zucker wir wirklich konsumieren! Besonders Fertiggerichte, Saucen, Dosenobst und -gemüse, Fast Food, Essig und Senf enthalten große Mengen versteckten Zucker. Deine heutige Aufgabe besteht darin, den Zuckergehalt von verschiedenen herzhaften Lebensmitteln zu schätzen, um dir bewusst zu machen, welche Lebensmittel du meiden solltest, um dich aus der Zuckersucht zu befreien. Probiere doch mal das Ketchup-Rezept auf der folgenden Seite aus! Auf diese Weise kannst du Ketchup weiterhin genießen und gleichzeitig zuckerfrei leben.

Mein Speiseplan

Frühstück ___________

Mittagessen ___________

Abendessen ___________

Snacks ___________

Getränke ___________

Viele herzhafte Zuckerquellen können ganz einfach ersetzt werden:

- Ketchup (22 g Zucker pro 100 g) → passierte Tomaten (3,8 g Zucker pro 100 g)
- Süßer Senf (32 g Zucker pro 100 g) → mittelscharfer Senf (2 g Zucker pro 100 g)
- Balsamico-Essig (15,7 g Zucker pro 100 ml) → Apfelessig (0,2 g Zucker pro 100 ml)
- Süße Sojasauce (18,5 g Zucker pro 100 ml) → Tamarisauce (0,4 g Zucker pro 100 ml)

Rate mal …

… wie viel Zucker in diesen Produkten steckt:

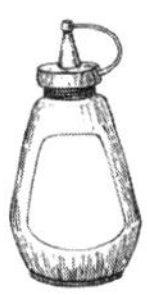

_____ g Zucker

30 g Ketchup

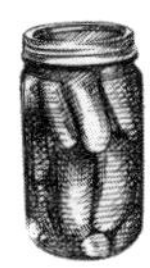

_____ g Zucker

1 Glas Essiggurken

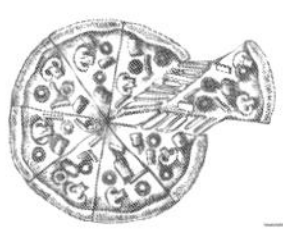

_____ g Zucker

1 Pizza Hawaii

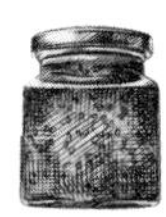

_____ g Zucker

1 Glas Rotkohl

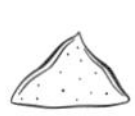

_____ g Zucker

20 g gemahlener Koriander

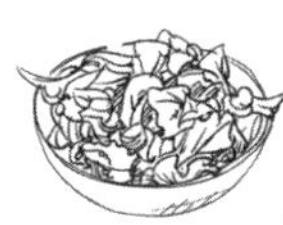

_____ g Zucker

100 g Krautsalat

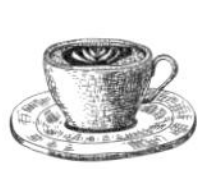

_____ g Zucker

1 Tasse Instant-Cappuccino

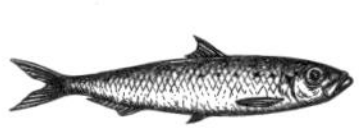

_____ g Zucker

100 g Heringssalat

Die Auflösung findest du auf Seite 71.

REZEPT

Ketchup

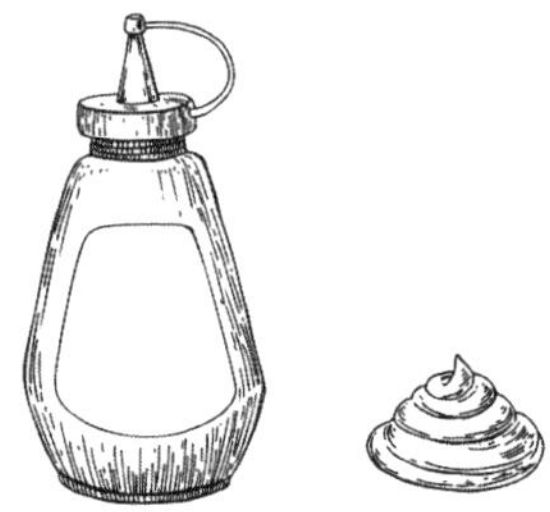

Für ca. 400 g

- 1 kleine Zwiebel
- 2 Knoblauchzehen
- 1 EL Olivenöl
- 400 g stückige Tomaten (aus der Dose)
- 2 Lorbeerblätter
- 2 EL Apfelessig
- 2 EL Xylit
- 1 TL Currypulver
- 1 TL Paprikapulver, edelsüß
- Je eine Prise Salz und Pfeffer
- Optional etwas Chilipulver

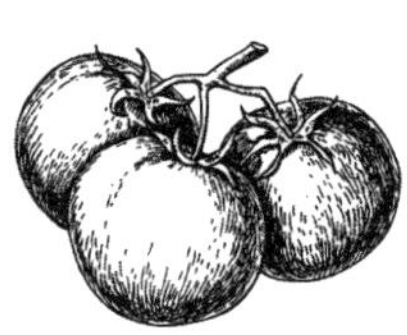

1. Zwiebel und Knoblauchzehen schälen und klein würfeln. Olivenöl in einem Topf bei mittlerer Hitze erwärmen und Zwiebel und Knoblauch darin anschwitzen.
2. Die Tomaten, die Lorbeerblätter sowie den Apfelessig hinzugeben und alles zum Köcheln bringen. Nun Xylit und die Gewürze unterrühren und alles etwa 30 Minuten lang bei geringer Hitze köcheln lassen, bis der Ketchup eine cremige Konsistenz erreicht hat.
3. Das Ganze noch einmal abschmecken, eventuell mehr Schärfe oder Süße hinzufügen.
4. Die Lorbeerblätter entfernen und Ketchup anschließend mit einem Pürierstab pürieren. Ketchup am besten auf Vorrat herstellen. Noch heiß in ein sauberes Einmachglas füllen, gut verschließen, auf den Kopf stellen und den Ketchup komplett auskühlen lassen, ehe er im Kühlschrank aufbewahrt wird.

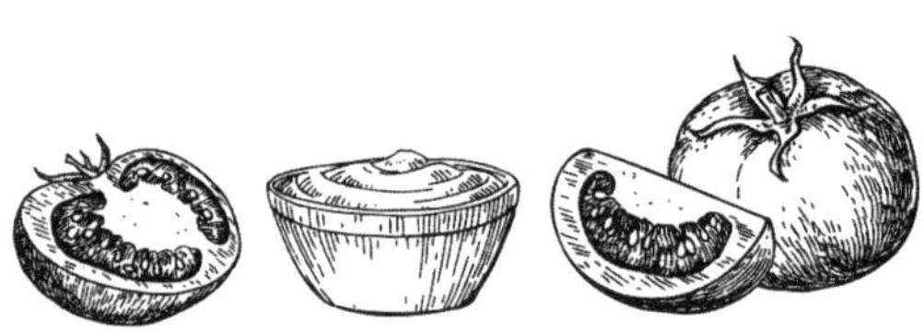

REZEPT

Gemüsebrühenpaste

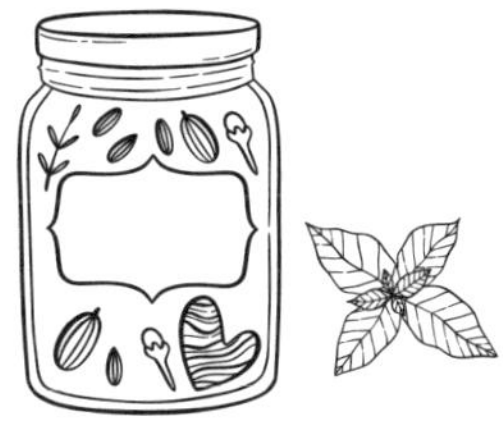

Für ca. 400 g
(ca. 20 Portionen)

400 g Gemüse (z. B. Sellerie, Lauch, Karotten, Pastinaken, Außenblätter und Strunk von diversen Kohlsorten, Gartenkräuter wie z. B. Petersilie usw.), gewaschen

1 EL Öl

500 ml Wasser

1 EL Salz

Pfeffer

Einweckgläser mit insgesamt 400 ml Fassungsvermögen

1. Gemüse waschen, evtl. schälen und zerkleinern, Kräuter hacken.
2. Öl in den Topf geben und Gemüse und Kräuter hinzufügen, kurz andünsten.
3. Wasser einfüllen und alles zum Kochen bringen.
4. Ca. 35 Minuten köcheln lassen, bis die Gemüsereste weich gekocht sind.
5. Wasser abgießen und auffangen (kann man als Gemüsebrühe verwenden).
6. Gemüse und Kräuter pürieren und evtl. noch mal mit Salz und Pfeffer abschmecken.
7. Gemüsebrühenpaste noch heiß in Gläser abfüllen oder in Eiswürfelformen als Brühwürfel einfrieren.

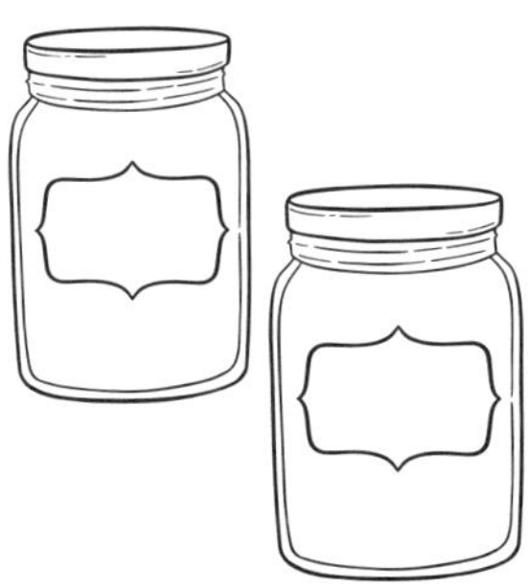

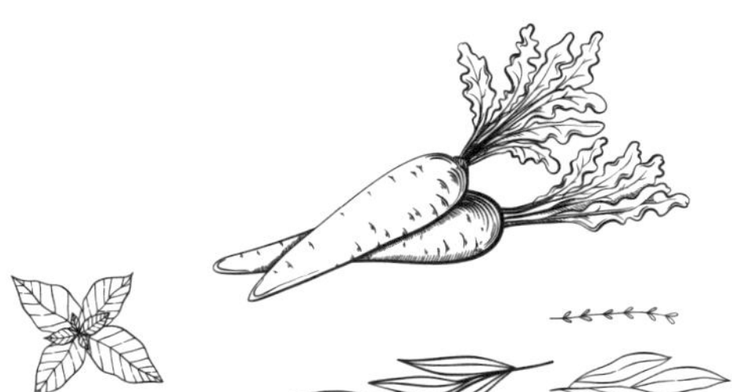

Tag 14 ______

Tagesaufgabe:

Entwickle Strategien gegen Heißhunger!

An Tag 6 hast du schon gelernt, dass es Heißhunger körperliche und emotionale Gründe haben kann. Der heutige Tag dreht sich darum, was du tun kannst, wenn dich eine Heißhungerattacke ereilt. Probiere die verschiedenen Strategien aus und notiere, was bei dir persönlich geklappt hat und was nicht.

Mein Speiseplan

Frühstück ______

Mittagessen ______

Abendessen ______

Snacks ______

Getränke ______

Was klappt bei mir und was nicht?

Probiere aus und kreuze an.

Akupressur: Drücke 15-20 Sekunden mit dem Zeigefinger auf das Oberlippengrübchen (zwischen Oberlippe und Nase).

Hunger? Durst? Das kann man leicht verwechseln. Trinke sicherheitshalber 1 Glas Wasser oder 1 Tasse Tee.

Zähne putzen: Zahnpasta hemmt die Lust auf Süßes.

Lust auf Schokolade: Probiere es doch mal mit heißer Milch mit rohem Kakao und Zimtpulver.

Gesundes Fett: Fetthaltige Snacks befriedigen die Gelüste nach Süßem, z. B. 1/2 Avocado, 1 Handvoll Nüsse, 1 Stückchen Käse oder Kokos-Chia-Pudding (S. 25).

Ablenkung: Sport, Spazierengehen, Telefonieren - egal was, aber versuche dich erst einmal abzulenken. Nach 15 Minuten ist der Heißhunger oft verflogen.

Doch schwach geworden? Mach dir nichts draus! Morgen ist ein neuer Tag und du schaffst das!

Tag 15 ______________

Tagesaufgabe:

Evaluiere!

Es ist Halbzeit: Zeit, die letzten zwei Wochen Revue passieren zu lassen! Ging doch schneller als gedacht, oder? Nimm dir heute Zeit, um zu überlegen, was sich in den letzten beiden Wochen für dich verändert hat. Hat sich dein Verhältnis zu Zucker geändert? Wie geht es dir inzwischen, wenn du an Süßigkeiten vorbeigehst? Fehlt dir der Geschmack von Süße oder verwendest du Süßstoffe? Lies dir deinen ersten Brief an den Zucker durch und verfasse heute einen zweiten, in dem du erklärst, wie sich dein Verhältnis zu Zucker gewandelt hat.

Mein Speiseplan

Frühstück ______________________________

____

Mittagessen ______________________________

____

Abendessen ______________________________

____

Snacks ______________________________

____

Getränke ______________________________

____

Brief an den Zucker

Hallo Zucker,

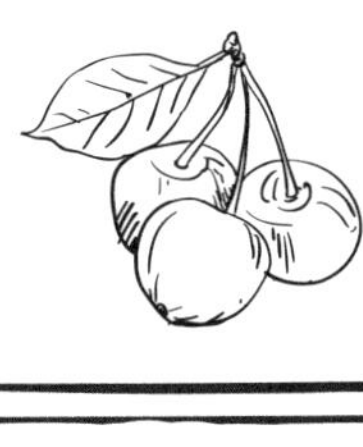

Tag 16 ____________

Tagesaufgabe:

Reaktionen von anderen

Bestimmt haben schon viele Menschen aus deinem Umfeld mitbekommen, dass du im Moment auf Zucker verzichtest. Wie haben sie reagiert? Vermutlich haben dich einige für deine Entscheidung bewundert, andere konnten sie nicht nachvollziehen. Diesen Satz hast du ganz bestimmt schon gehört: »Echt?! Also, ich könnte das nicht!« Wieder andere versuchen dich vielleicht von deinem Entschluss abzubringen. Heute lernst du einige Möglichkeiten kennen, mit den Reaktionen anderer umzugehen. Wenn du möchtest, kannst du auch deine eigenen Erfahrungen notieren.

Mein Speiseplan

Frühstück ____________________

____

Mittagessen ____________________

____

Abendessen ____________________

____

Snacks ____________________

____

Getränke ____________________

____

Sie sagen – du sagst

»Auf Zucker verzichten? Warum denn das?«

»Ich mache ein 30-tägiges Experiment, wie es mir ohne Zucker geht.«

»Dann macht Essen doch überhaupt keinen Spaß mehr.«

»Findest du? Es gibt doch auch viele leckere Gerichte ohne Zucker.«

»Ach komm! Ein Stückchen Kuchen ist doch nicht so wild!«

»Stimmt, ein Stückchen Kuchen ist nicht schlimm, aber ich habe mir vorgenommen, 30 Tage keinen Zucker zu essen, und möchte das auch gerne durchziehen.«

»Du machst einem ja ein ganz schlechtes Gewissen!«

»Wenn dir Naschen so ein schlechtes Gewissen macht, solltest du die Challenge Zuckerfrei in 30 Tagen vielleicht auch einmal ausprobieren.«

Welche Reaktionen hast du schon bekommen?

Fazit nach Woche 2

2 Wochen ohne Zucker – jetzt fühle ich mich

Das ist mir besonders schwergefallen

Das war einfacher als gedacht

Ein stolzer Moment

So war meine Schlafqualität ☺ 😐 ☹

So habe ich mich nachmittags gefühlt ☺ 😐 ☹

So ging es meiner Verdauung ☺ 😐 ☹

So war meine Laune ☺ 😐 ☹

Diese neuen Rezepte habe ich ausprobiert

Das möchte ich gerne beibehalten

Das war nervig

Das war besonders lecker

In dieser Situation habe ich Zucker vermisst

Ein Aha-Erlebnis

Das war besonders motivierend

Diese Menschen haben mir geholfen

Diese Reaktionen habe ich von anderen Menschen bekommen

Das nehme ich mir für die nächste Woche vor

Woche 3

Das Ziel dieser Woche ist es, deine Geschmacksnerven zu schulen und dein Süßempfinden zurückzusetzen. Deswegen wirst du diese Woche auf alle süßen Lebensmittel verzichten. Also nicht nur Zucker, sondern auch alle Arten von Süßungsmitteln und Obst sind diese Woche tabu. Das klingt

Du bist schon süß genug!

hart, aber am Ende der Woche wirst du eine natürliche leichte Süße wieder zu schätzen wissen und Lebensmittel mit viel Zucker oder Süßstoff werden dir viel zu süß vorkommen.

Tag 17 ____________

Tagesaufgabe:

Goodbye, Süßstoffe!

Ab heute musst du dich von Süßstoffen verabschieden. Vielleicht hast du ja von Aspartam, Stevia, Xylit & Co. ohnehin die Finger gelassen. Das ist super! Wenn nicht, ist es nun an der Zeit, goodbye zu sagen. Das hat verschiedene Gründe. Zum einen sind die gesundheitlichen Nebenwirkungen von künstlicher Süße noch unklar, doch es gibt einige Studien, die nahelegen, sie lieber nur in Maßen zu konsumieren. Zum anderen wollen wir wieder ein Gefühl für die natürliche Süße von Lebensmitteln bekommen. Zucker und vor allem auch Süßstoff ist so extrem süß, dass unsere Geschmacksnerven abstumpfen und wir natürliche Süße gar nicht mehr wahrnehmen. Doch das wollen wir ab heute ändern! Lies dir heute die Übersicht über die verschiedenen Süßstoffe durch. Notiere dir, in welchen deiner Lebensmittel welches Süßungsmittel enthalten ist.

Mein Speiseplan

Frühstück ____________

____

Mittagessen ____________

____

Abendessen ____________

____

Snacks ____________

Getränke ____________

Was ist was?

Aspartam (E 951)

Süßt im Vergleich zu Haushaltszucker 200-mal so stark. Wird Aspartam jedoch erhitzt oder mit säurehaltigen Lebensmitteln kombiniert, verliert es seine süßende Wirkung. Bei Studien im Labor bewirkte Aspartam eine deutlich schnellere Gewichtszunahme als Zucker. Verbraucherschützer raten vom Verzehr größerer Mengen ab, da es Hinweise auf gesundheitsschädigende Effekte durch den Verzehr von Aspartam gibt.

Sucralose (E 955)

Ist chemisch sehr eng mit dem Haushaltszucker (Saccharose) verwandt. Die Süßkraft ist etwa 600-mal stärker als die von Zucker, liefert aber keinerlei Energie, da der Stoff im Körper nicht verstoffwechselt werden kann. Jüngste Studien bringen die Sucralose jedoch in Verbindung mit negativen Einflüssen auf unsere Gesundheit, vor allem auf die Darmflora.

Acesulfam K (E 950)

Wird als Geschmacksverstärker und Süßstoff eingesetzt und ist dabei 200-mal so süß wie Zucker. Der Stoff ist leicht resorbierbar und wird über die Nieren ausgeschieden. In Tierversuchen und Studien wurden jedoch Schäden durch Acesulfam K an der DNA nachgewiesen.

Saccharin (E 954)

Ist der älteste, synthetische Süßstoff und 500-mal so süß wie Zucker. Es hat einen bitteren bis metallischen Beigeschmack, der oftmals durch die Kombination mit anderen Süßstoffen kaschiert wird. Saccharin wird rasch vom Darm aufgenommen und durch die Nieren wieder ausgeschieden. Das Natriumsalz des Saccharins erzeugte in Tierversuchen in höherer Dosierung Blasenkrebs. In der Ferkelzucht wird Saccharin auch als Appetitanreger verwendet.

Xylit (E 967)

Wird auch Birkenzucker genannt, da es ursprünglich aus finnischem Birkenholz gewonnen wurde. Es hat dieselbe Süßkraft, jedoch einen um 40 % niedrigeren Brennwert als Zucker. Unser Körper kann nur einen Teil des Xylits im Dünndarm aufnehmen, der Rest vergärt im Dickdarm. Zu Xylit gibt es einige Studien, die einen positiven Beitrag zum Kariesschutz dokumentieren. Wie alle Zuckeraustauschstoffe wirkt aber auch Xylit blähend und abführend. Zudem besteht der Verdacht, dass Xylit die Entstehung von Nierensteinen fördern könnte.

Erythrit (E 968)

Ist koch- und backfest und wird als Geschmacksverstärker, Stabilisator, Feuchthaltemittel, Verdickungsmittel, Füllstoff, Trägerstoff etc. verwendet. Die Süßkraft von Erythrit entspricht etwa 70 % der von Zucker. Hergestellt wird E 968 durch die Umwandlung von Traubenzucker mittels Hefepilzen. Es wird nahezu vollständig vom Dünndarm aufgenommen und über die Nieren wieder ausgeschieden. Weil E 968 bei der Verdauung nicht in den Dickdarm vordringt, bläht es auch nicht und wirkt nicht abführend.

Stevia (E 960)

Wird aus dem Süßkraut (Stevia rebaudiana) gewonnen, ist 100- bis 300-mal süßer als Haushaltszucker und enthält kaum Kalorien. Der Eigengeschmack der Pflanze ist an sich lakritzartig und bitter. Bis zu einer Tageszufuhr von 4 mg pro Kilogramm Körpergewicht gilt Steviol als unbedenklich für die Gesundheit. Da jedoch erhebliche Unklarheit besteht, welche Stoffe sich wirklich hinter dem Namen Stevia tummeln, ist eine Bewertung nicht möglich.

Sorbit (E 420)

Ist von Natur aus in Kernobst wie Pflaumen und Äpfeln enthalten und ist schuld daran, dass manche Menschen nach dem Genuss von Äpfeln oder Apfelsaft mit Verdauungsproblemen reagieren. Sorbit wird aber auch mit Hilfe von Enzymen aus Glukose hergestellt. Dieser als E 420 bezeichnete Zuckeralkohol dient oft als Weichhaltemittel für Süßwaren und Feuchthaltemittel für Gebäck und Marzipan. Sorbit gilt als unbedenklich, ab etwa 50 g pro Tag kann aber Durchfall auftreten. Außerdem leiden manche Menschen an einer Sorbitunverträglichkeit.

Auflösung S. 15: 1 Croissant: 20 g Zucker, 25 g Erdbeermarmelade: 11 g Zucker, 500 ml Cola: 55 g Zucker, 1 Schokomuffin: 28 g Zucker

Auflösung S. 49: Roséwein: 6 g, Piña Colada: 68 g, Erdbeer-Margarita, 45 g, Sekt 5 g, Glühwein 28 g Zucker, Radler 20 g Zucker, Gin Tonic 12 g Zucker, Aperol Spritz 22 g Zucker

Auflösung S. 55: Ketchup: 7 g, Essiggurken: 12 g, Pizza: 21 g, Rotkohl: 52 g, Koriander: 5 g, Krautsalat: 11 g, Cappuccino: 19 g, Heringssalat: 16 g

Tag 18 ______________

Tagesaufgabe:

Mache dir zuckerfreie Snacks!

Snacks – ob süß oder herzhaft – sind, wie du weißt, richtige Zuckerbomben. Aber deswegen musst du nicht auf deinen abendlichen Snack vor dem Fernseher verzichten. Bereite dir einfach selbst zuckerfreie Alternativen zu. Die Rezepte auf den folgenden Seiten könnten dir eine Inspiration sein.

Mein Speiseplan

Frühstück ______________

____

Mittagessen ______________

____

Abendessen ______________

____

Snacks ______________

____

Getränke ______________

____

REZEPT

Brokkolistrunk-Chips

Für 2 Snack-Portionen

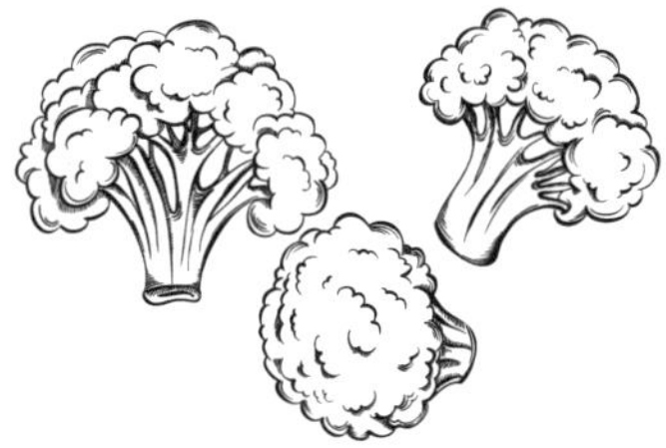

Strunk von 1–2 Brokkoli

2 EL Olivenöl

Salz, Pfeffer

Gewürze nach Wahl, z. B. Paprikapulver, Chili, Kurkuma

50 g Reibekäse

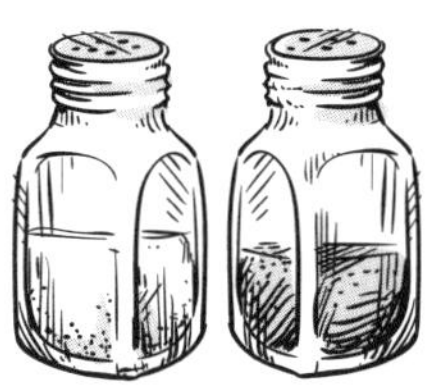

1. Strunk waschen, trocken tupfen, abschälen und in Scheiben, schneiden.
2. Olivenöl und Gewürze nach Wahl in einer Schüssel vermischen.
3. Strunkscheiben hinzufügen und alles gut vermengen, damit alle Teile mit Öl bedeckt sind.
4. Ca. 30 Minuten ziehen lassen.
5. Backofen auf 150 °C Umluft vorheizen.
6. Marinierte Brokkolistücke auf ein mit Backpapier ausgelegtes Backblech geben. Einen Teil davon mit Reibekäse bestreuen und für 15–20 Minuten im Ofen backen.

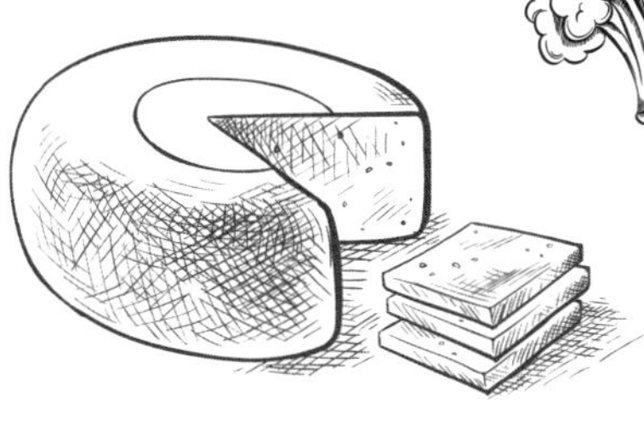

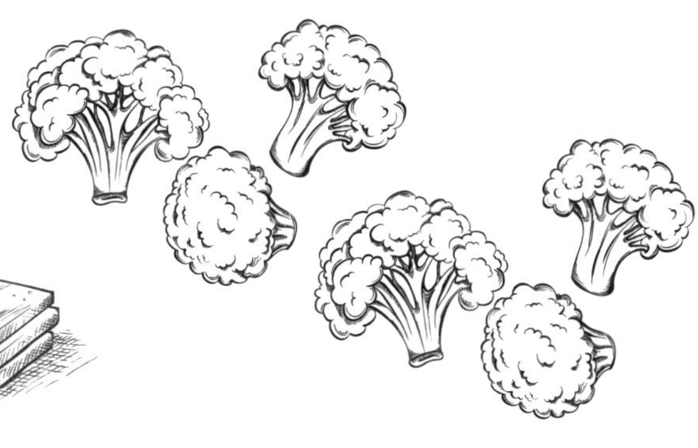

REZEPT

Zucchini-Chips

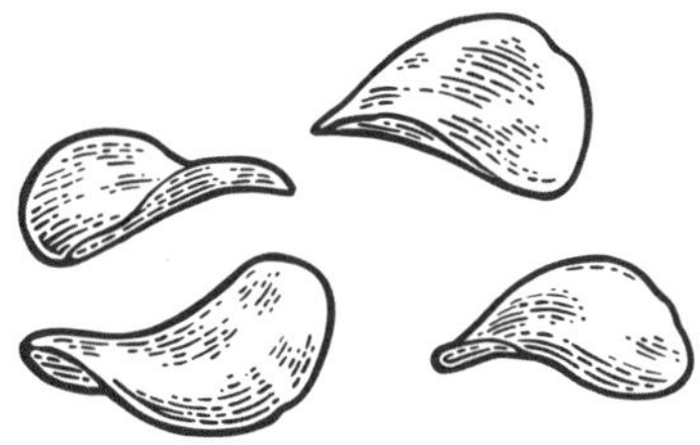

Für 2 Snack-Portionen

1 mittelgroße Zucchini (ca. 300 g)

1 EL Olivenöl

Gewürze nach Belieben, z. B. Salz, Pfeffer, Pommes-Gewürz, Paprikapulver (edelsüß), Knoblauchpulver, Rosmarin

1. Den Ofen auf 180 °C Umluft vorheizen.
2. Die Zucchini waschen und in sehr dünne Scheiben hobeln.
3. Das Öl mit den Gewürzen in einer Schüssel vermischen und die Zucchinischeiben dazugeben. Alles gut durchrühren.
4. Die Zucchinischeiben möglichst eng auf dem Backblech verteilen, sie sollten aber nicht überlappen.
5. Chips im Ofen ca. 40–45 Minuten backen. Nach der Hälfte der Zeit einmal wenden.

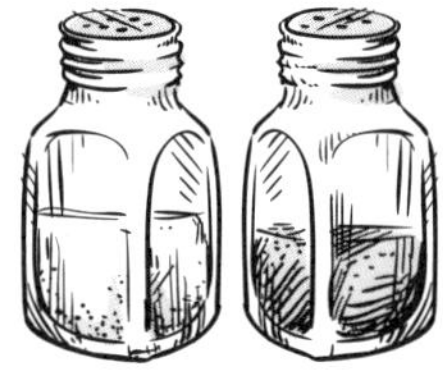

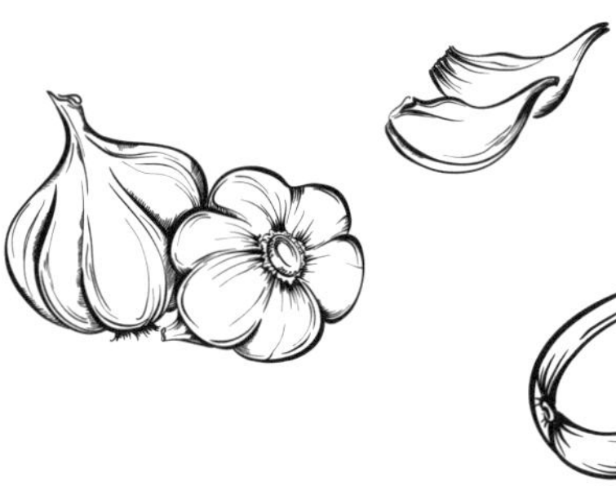

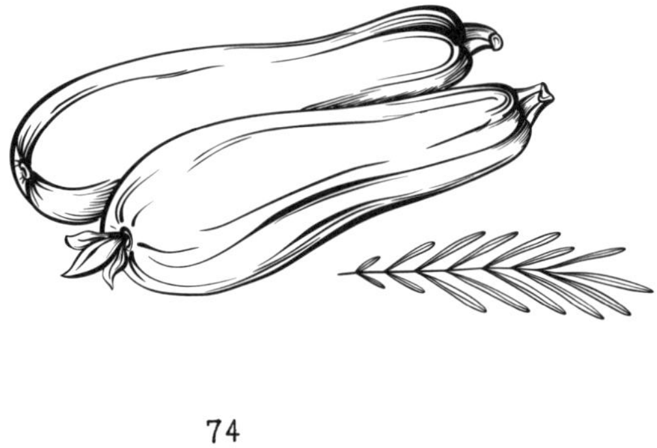

Käse-Chips

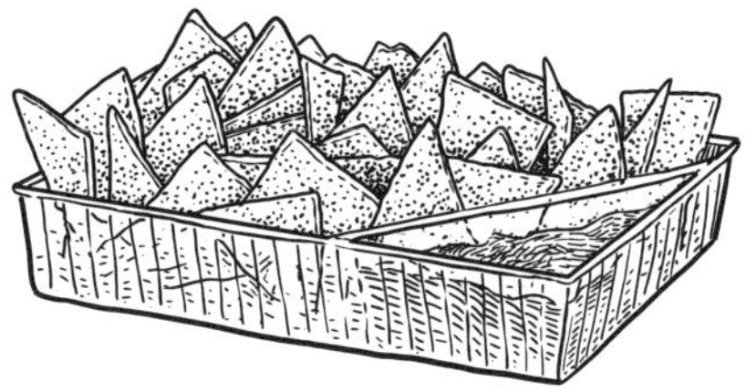

Für 4 Snack-Portionen

150 g grob geriebener Parmesan

100 g grob geriebener Gouda

Gewürze nach Belieben, z. B. 1 EL Paprikapulver (edelsüß) oder 1 EL Kräuter der Provence oder 1 EL Knoblauchgranulat

1. Den Ofen auf 180 °C Umluft vorheizen.
2. Ein Backblech mit Backpapier belegen.
3. Parmesan, Gouda und Gewürze in einer Schüssel vermengen.
4. Die Käsemischung mithilfe eines Esslöffels als kleine Häufchen auf dem Blech platzieren. Unbedingt genügend Abstand lassen, denn die Häufchen zerlaufen ziemlich. Ggf. müssen mehrere Bleche befüllt werden.
5. Die Käse-Chips 15 Minuten auf mittlerer Schiene backen und danach komplett abkühlen lassen.

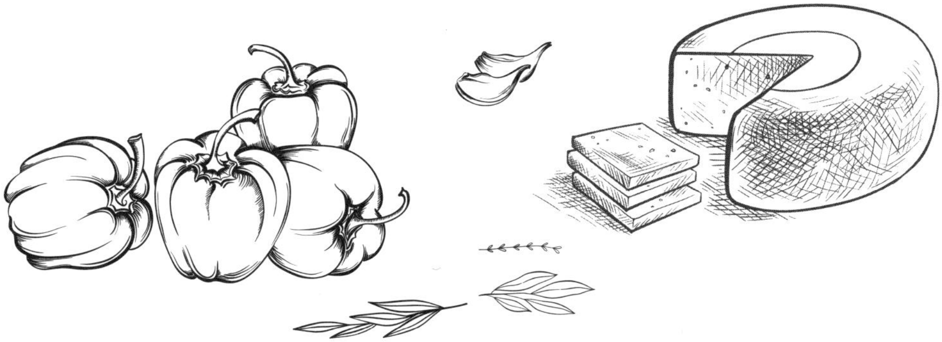

Tag 19 ____________

Tagesaufgabe:

Natürliche Süße wieder wahrnehmen

Da du jetzt schon ein paar Tage auf künstliche Süßungsmittel verzichtet hast, ist es nun an der Zeit, deine Geschmacksnerven zu trainieren. Deine heutige Aufgabe besteht darin, verschiedene Lebensmittel pur und ungewürzt zu kosten. Nimm dir dafür Zeit. Nimm einen Bissen, behalte ihn im Mund und lasse dir Zeit, die verschiedenen Aromen genau zu schmecken. Schreibe deine Erfahrungen auf der folgenden Seite auf.

Mein Speiseplan

Frühstück ____________________

____

Mittagessen ____________________

____

Abendessen ____________________

____

Snacks ____________________

____

Getränke ____________________

____

Wie schmeckt das?

Naturjoghurt

Gekochte Kartoffeln

Karotten

Cashews

Erbsen

Vollkornbrot

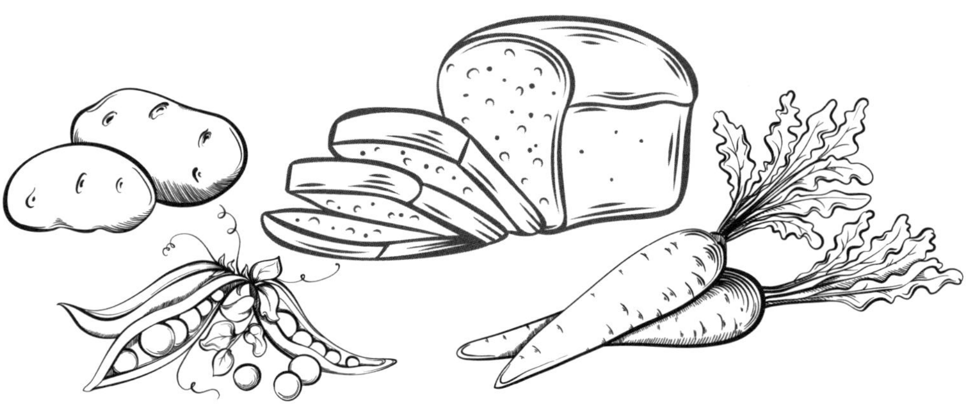

Tag 20 ____________

Tagesaufgabe:

Mit Ausrutschern umgehen

Süße Versuchungen lauern überall und nicht immer haben wir die Kraft, ihnen zu widerstehen. Und manchmal ist es auch wirklich verdammt schwer. Deine Oma hat in stundenlanger Arbeit deinen Lieblingskuchen gebacken, weil sie nichts von deinem Vorhaben wusste? Du warst auf eine Hochzeit eingeladen und es gab keine zuckerfreien Alternativen? Ein kleiner Ausrutscher ist kein Weltuntergang, also mache dich deswegen nicht fertig. Heute wirst du lernen, wie du mit Rückschlägen umgehst und wie du daraus gestärkt und voller Motivation hervorgehen kannst.

Mein Speiseplan

Frühstück ____

____

Mittagessen ____

____

Abendessen ____

____

Snacks ____

____

Getränke ____

____

Dein Krisenplan bei Ausrutschern

1. **Schuldgefühle stoppen:** Ein kleiner Ausrutscher schmälert deine Leistung der letzten Tage und Wochen nicht! Verbanne also sofort alle Schuldgefühle!

2. **Nein, jetzt ist es nicht »eh schon egal«:** Wenn wir gesündigt haben, denken wir oft »Jetzt ist es eh schon egal« und stopfen uns mit ungesundem Essen voll. Diese Einstellung bringt dich nicht weiter. Ein Keks ist einfach nur ein Keks und ruiniert nicht deinen ganzen Erfolg!

3. **Abhaken und weitermachen:** Es hilft dir nicht, wenn du ständig über deine Ausrutscher nachdenkst und dich grämst. Du kannst die Vergangenheit nicht ändern. Aber du kannst positiv und voller Tatendrang in deine Zukunft starten.

4. **Evaluieren:** Du kannst deinen Ausrutscher sogar positiv nutzen und daraus lernen, indem du darüber nachdenkst, wie es dazu kam. Hattest du an diesem Tag zu wenig gegessen? Warst du schlecht vorbereitet? Was könntest du in Zukunft verbessern?

Tag 21 ____________

Tagesaufgabe:

Entdecke die Vielfalt der Geschmacksrichtungen!

Viele unserer Speisen – insbesondere Fertiggerichte – schmecken entweder süß oder salzig. Dabei hat die große, weite Welt der Gewürze doch so viel mehr zu bieten! Probiere heute verschiedene Geschmacksrichtungen aus. Vielleicht schmeckt dir das eine oder andere ja sogar besser als reine Süße? Folgende Gewürze solltest du unbedingt ausprobieren: Ingwer, Zimt, Kurkuma, Koriander, Chili, Nelken, Muskat, Kardamom, roher Kakao, Vanille, Süßholzwurzel, Maca und Lucuma. Auf den folgenden Seiten findest du einige Rezepte.

Mein Speiseplan

Frühstück ____________________

Mittagessen ____________________

Abendessen ____________________

Snacks ____________________

Getränke ____________________

REZEPT

Goldene Milch

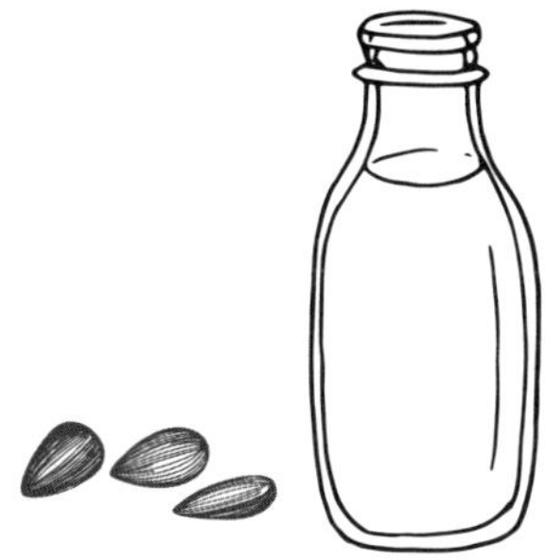

Für 1 Portion

200 ml ungesüßte Mandelmilch

Ein 2 cm großes Stück Ingwer

1 TL Zimt

1 TL Kurkuma

1 Prise Pfeffer

1 TL Kokosöl

1. Mandelmilch in einen Topf geben.
2. Ingwer in Scheiben schneiden und mit Zimt, Kurkuma und Pfeffer in die Milch geben.
3. Langsam erhitzen.
4. Ingwer aus der Milch fischen und Kokosöl zugeben.
5. Mit einem Schneebesen leicht schaumig rühren und warm genießen.

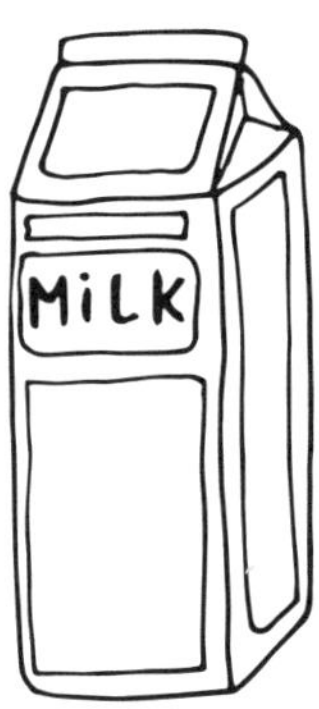

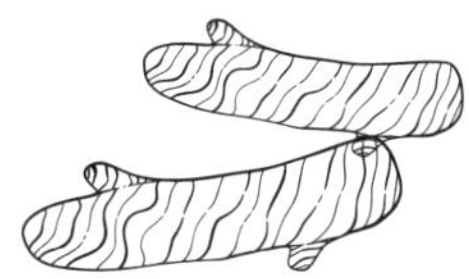

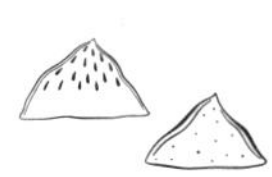

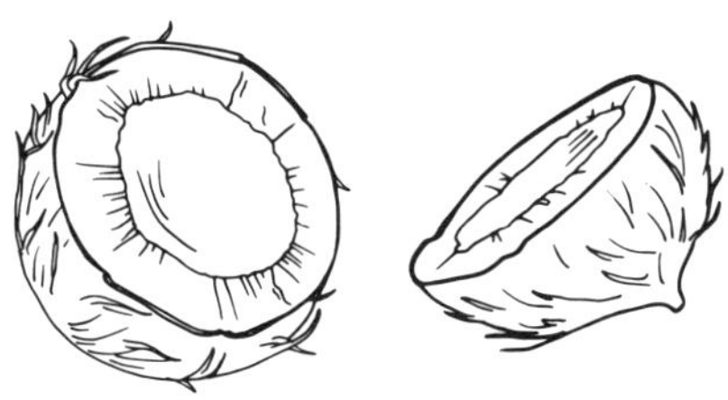

REZEPT

Kürbis-Oatmeal

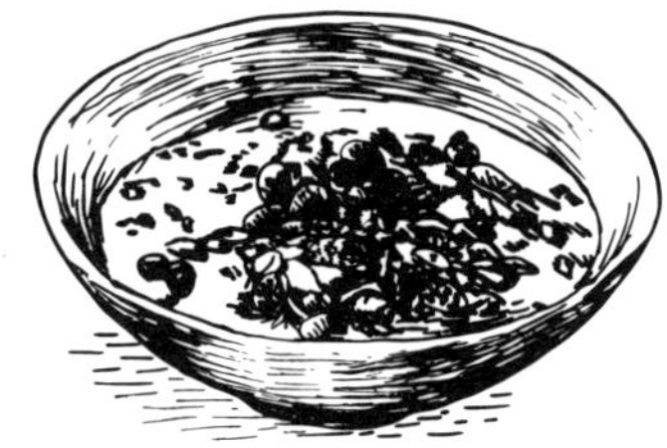

Für 1 Portion

- 125 g Hokkaido-Kürbis
- 100 ml Wasser
- 200 ml Milch
- 70 g Haferflocken, zart
- 1 Prise Vanille
- 1 Prise Muskatnuss, gemahlen
- 1 Prise Nelken, gemahlen
- 1/2 TL Zimt
- 2 EL gehackte gemischte Nüsse

1. Für das Kürbispüree zunächst den Kürbis klein schneiden und in einem Topf mit 100 ml Wasser ca. 10 Minuten weich garen. Anschließend den Kürbis abseihen, pürieren und beiseitestellen.
2. Nun die Milch mit den Haferflocken aufkochen und danach etwa 5 Minuten köcheln lassen.
3. Die restlichen Zutaten (außer Nüssen) mit dem Kürbispüree einrühren und abschmecken.
4. Das fertige Oatmeal mit den gehackten Nüssen bestreuen.

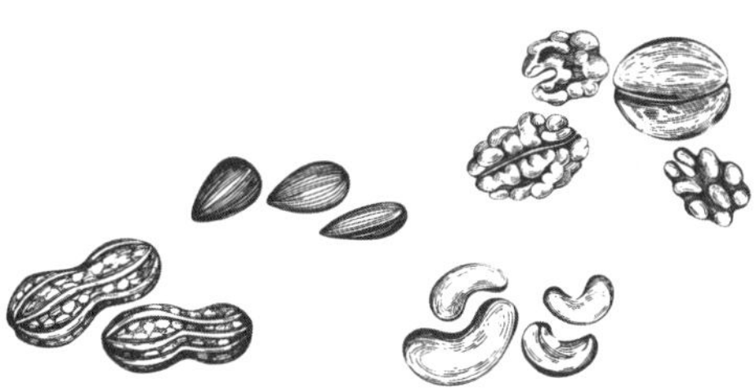

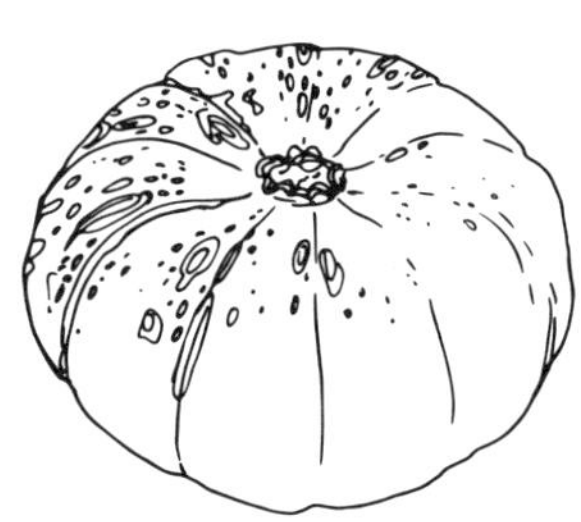

REZEPT

Quinoa-Tabouleh-Salat

Für 2-3 Portionen

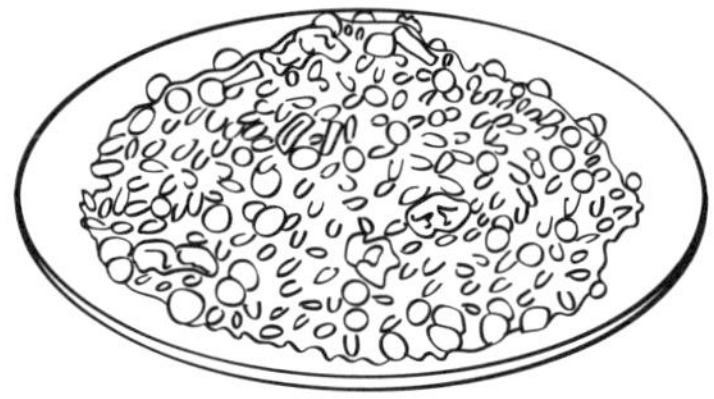

150 g Quinoa

3 Bund frische Petersilie (ca. 150 g)

3 EL Sesam

1 Paprika

1 Knoblauchzehe

Kreuzkümmel

Koriander

Salz

1 EL Zitronensaft

1. Quinoa waschen und abseihen.
2. In doppelter Wassermenge 10-15 Minuten kochen.
3. Die Petersilie klein hacken, die Paprika würfeln und mit der gekochten Quinoa vermischen.
4. Für das Dressing mischt man Sesam, Knoblauch, Salz, Koriander, Zitronensaft und Kreuzkümmel nach Geschmack mit etwas Wasser (1-2 EL).

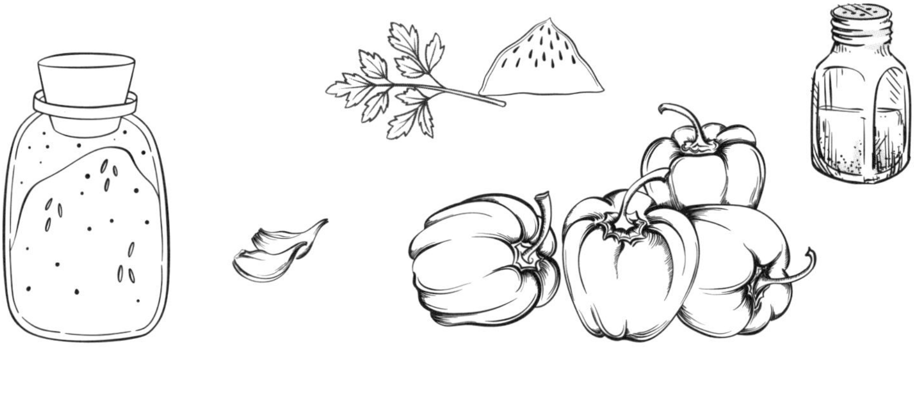

Tag 22 ____________

Tagesaufgabe:

Iss achtsam!

Wir essen nebenbei am Schreibtisch, vor dem Fernseher und sogar im Gehen. Wer hat denn heute noch Zeit, sich nur auf das Essen zu konzentrieren und sonst gar nichts zu machen? Kein Wunder also, dass wir häufig zu viel essen. Deine heutige Aufgabe besteht darin, dem Essen deine ungeteilte Aufmerksamkeit zu schenken. Wenn du dich jedem Bissen mit allen Sinnen widmest, kannst du alle geschmacklichen Facetten der Lebensmittel wahrnehmen und Essen wird für dich viel befriedigender. Essen kann sogar eine Form der Meditation sein. Nimm dir Zeit und lass alle Ablenkungen wie Handy, Fernseher oder Zeitschriften beiseite und notiere deine Erfahrungen.

Mein Speiseplan

Frühstück ____________________

____

Mittagessen ____________________

____

Abendessen ____________________

____

Snacks ____________________

____

Getränke ____________________

____

Ess-Meditation

1. Setze dich an einen ruhigen Ort, an dem du ungestört bist.
2. Suche dir ein Lebensmittel aus, das du jetzt essen möchtest, z. B. eine Rosine.
3. Sieh dir die Rosine ganz genau an, als würdest du sie zum ersten Mal sehen. Wie ist die Farbe, die Beschaffenheit, die Größe? Wie fühlt sie sich in deinen Händen an?
4. Nimm die Rosine in den Mund, ohne zu kauen. Wie fühlt sie sich an? Spürst du das Gewicht der Frucht auf deiner Zunge? Nimm die ersten Geschmacksspuren wahr und bewege die Rosine mit der Zunge leicht umher. Spürst du den Impuls, sie runterzuschlucken?
5. Zerbeiße die Rosine. Wie viele Geschmacksnuancen nimmst du dabei wahr? Kommt Saft aus der Rosine? Wie fühlt sich das Fruchtfleisch im Innern an? Konzentriere dich auf deine Kaubewegungen und darauf, wie sich die Rosine langsam auflöst. Dann schluckst du sie hinunter und spürst dem Geschmack, der noch in deinem Mund verbleibt, nach.

Notiere deine Erfahrungen:

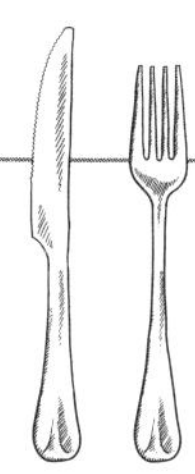

Tipps zum achtsamen Essen:

- Iss nicht vor dem Fernseher oder unterwegs. Konzentriere dich auf dein Essen.
- Setze dich zum Essen hin.
- Kaue jeden Bissen mindestens 30 Mal.
- Mache zwischen den Bissen kleine Pausen und genieße den Geschmack.
- Spüre in dich hinein, ab wann das Hungergefühl nachlässt und du satt bist.

Tag 23 ____________

Tagesaufgabe:

Glaube an dich selbst!

Vielleicht hattest du bereits die ersten Momente des Zweifels. Dabei hast du in deinem Leben doch schon so vieles erreicht! Und ganz bestimmt war da auch die eine oder andere Sache dabei, von der du geglaubt hast, sie niemals schaffen zu können. Nimm dir heute ein paar Minuten Zeit, um zu überlegen, wann du in deinem Leben vor einer Herausforderung standest. Welche anstehende Veränderung hat bei dir Herzrasen, weiche Knie oder eine zittrige Stimme ausgelöst? Hattest du Angst, die Aufgabe nicht schaffen zu können? Und kurze Zeit später hast du es dann geschafft! Was hast du gefühlt? Stolz, Freude, Begeisterung? Schreibe Herausforderungen, die du in der Vergangenheit gemeistert hast, auf, und wenn du das nächste Mal Zweifel hast, lies sie dir durch und erinnere dich an das tolle Gefühl.

Mein Speiseplan

Frühstück ____________

____

Mittagessen ____________

____

Abendessen ____________

____

Snacks ____________

Getränke ____________

Herausforderungen, die ich gemeistert habe:

Fazit nach Woche 3

3 Wochen ohne Zucker – jetzt fühle ich mich

Das ist mir besonders schwergefallen

Das war einfacher als gedacht

Ein stolzer Moment

So war meine Schlafqualität

So habe ich mich nachmittags gefühlt

So ging es meiner Verdauung

So war meine Laune

Diese neuen Rezepte habe ich ausprobiert

Das möchte ich gerne beibehalten

Das war nervig

Das war besonders lecker

In dieser Situation habe ich Zucker vermisst

Ein Aha-Erlebnis

Das war besonders motivierend

Diese Menschen haben mir geholfen

Diese Reaktionen habe ich von anderen Menschen bekommen

Das nehme ich mir für die nächste Woche vor

Woche 4

Die vierte und letzte Woche ist nun angebrochen. Da sich deine 30-Tage-Challenge nun dem Ende zuneigt, drehen sich die Aufgaben in dieser Woche darum, langfristige gesunde Gewohnheiten zu entwickeln, die du auch in Zukunft umsetzen kannst. Wenn du möchtest, kannst du nun langsam (!)

An die Zukunft denken

wieder gesunde Zuckeralternativen in deinen Ernährungsplan aufnehmen. Aber denke immer daran, dass die Dosis das Gift macht und du es auch problemlos ohne süßen Geschmack aushalten kannst.

Tag 24 ____________

Tagesaufgabe:

Finde das richtige Maß!

In dieser Woche geht es darum, langfristige Strategien für deinen Zuckerkonsum zu finden. Denn seien wir ehrlich: Nie wieder Zucker zu essen ist einfach unrealistisch. Es geht darum, das richtige Maß zu finden und Zucker dauerhaft zu reduzieren. In der letzten Woche hast du deine Geschmacksnerven geschult und gelernt, dass man auch ohne süßen Geschmack gut essen kann. Nutze dein verbessertes Geschmacksempfinden, um zukünftig mit weniger Süße in deinen Lebensmitteln auszukommen. Hast du gewusst, dass man auch ohne Haushaltszucker leckere Kuchen backen kann? Versuche doch eines der Rezepte auf den folgenden Seiten. Sie enthalten verschiedene Zuckerersatzstoffe. Probiere aus, was dir am besten schmeckt und wie viel (oder besser gesagt: wie wenig) Süße dir ausreicht.

Mein Speiseplan

Frühstück ____________

____

Mittagessen ____________

____

Abendessen ____________

____

Snacks ____________

Getränke ____________

REZEPT

Heidelbeer-Joghurt- Muffins

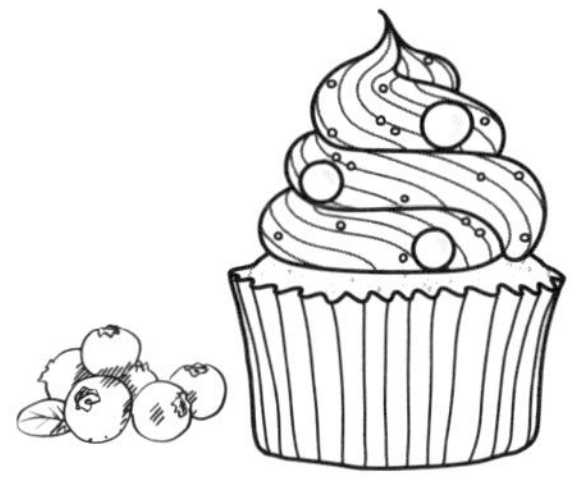

Für 8 Stück

150 g Heidelbeeren

150 g Dinkelvollkornmehl

1 TL Backpulver

1 Prise Salz

150 g Naturjoghurt

3 Datteln, getrocknet

1 Ei

1 EL weiche Butter oder Öl mit neutralem Geschmack, z. B. Sonnenblumenöl

1. Backofen auf 180 °C Umluft vorheizen.
2. Heidelbeeren waschen und abtropfen lassen.
3. Mehl in einer Schüssel mit Backpulver und Salz mischen.
4. Joghurt und Datteln im Mixer oder mit einem Pürierstab pürieren.
5. Ei und Butter hinzufügen und einrühren.
6. Die Joghurtmasse mit dem Mehlgemisch zu einem Teig verrühren.
7. Heidelbeeren unter den Teig heben.
8. Muffinblech mit Papierförmchen auslegen und Teig in 8 Mulden einfüllen. Muffins 20–25 Minuten im Ofen backen.

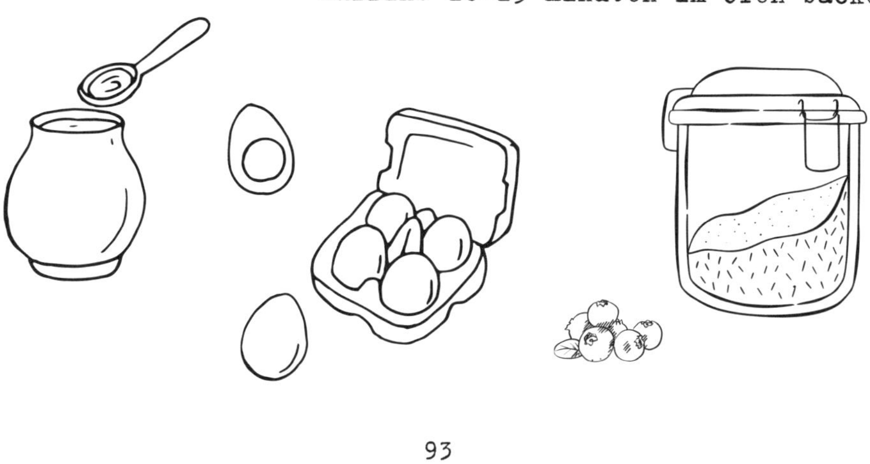

REZEPT

Russischer Zupfkuchen

Für eine
26-cm-Springform/
ca. 12 Stück

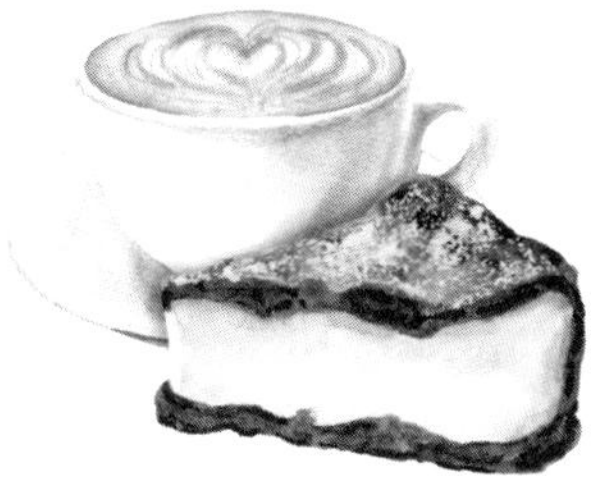

Für den Teig:

200 g Mandelmehl

50 g Kokosmehl

1 Päckchen Backpulver

1/3 TL Guarkernmehl

150 g Xylit

40 g Backkakao

150 g Butter, zimmerwarm

1 Ei

1 Prise Salz

Etwas Butter zum Einfetten der Form

Für die Füllung:

3 große Eier

140 g Xylit

175 ml Sahne

500 g Quark, 30 % Fettgehalt

1/3 TL Guarkernmehl

60 g Butter, zerlassen

1 Prise Salz

1. Ofen auf 180 °C Ober-/Unterhitze vorheizen.
2. Für den Teig das Mandelmehl mit dem Kokosmehl, dem Backpulver und dem Guarkernmehl vermischen. Das Xylit und das Kakaopulver dazugeben.
3. Anschließend Butter sowie ein Ei und eine Prise Salz ebenfalls zur Trockenmischung geben und mit kühlen Händen oder einem Handmixer kneten, bis eine homogene Masse entstanden ist.

4. 1/4 des Teigs entnehmen und in einer Schüssel in den Kühlschrank stellen – er wird später zum Verteilen auf der Kuchenfüllung benötigt.
5. Den Boden der Springform mit Backpapier auslegen und sowohl den Boden als auch den Rand mit etwas Butter einfetten.
6. Den Boden und den Rand der Kuchenform mit dem Teig auskleiden (mit den Händen gleichmäßig andrücken). Am Rand der Form aber nur bis zu etwa 3/4 der Backformhöhe.
7. Für die Füllung nun Eier und Xylit schaumig schlagen. Sahne steif schlagen. Quark, Guarkernmehl, zerlassene Butter und eine Prise Salz unterrühren. Zuletzt die geschlagene Sahne vorsichtig unterheben.
8. Die Füllung in die mit Teig ausgekleidete Backform geben und glatt streichen.
9. Das übrige Viertel des Teigs aus dem Kühlschrank holen, zerzupfen und auf der Füllung verteilen.
10. Im vorgeheizten Backofen etwa 60 Minuten backen.
11. In den letzten 15 Minuten der Backzeit den Kuchen eventuell mit Alufolie abdecken und die Hitze auf 170 °C reduzieren, um ein zu starkes Bräunen zu verhindern.
12. Vor dem Anschneiden den Kuchen gut auskühlen lassen.

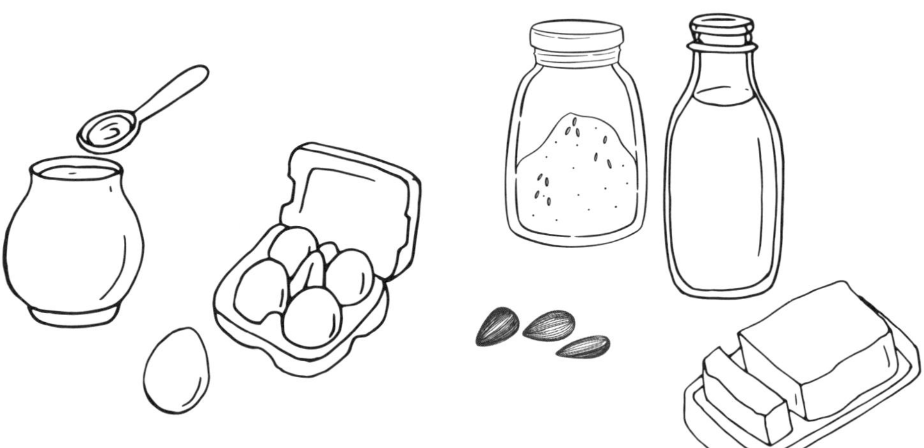

REZEPT

Haferkekse

Für ca. 25 Stück

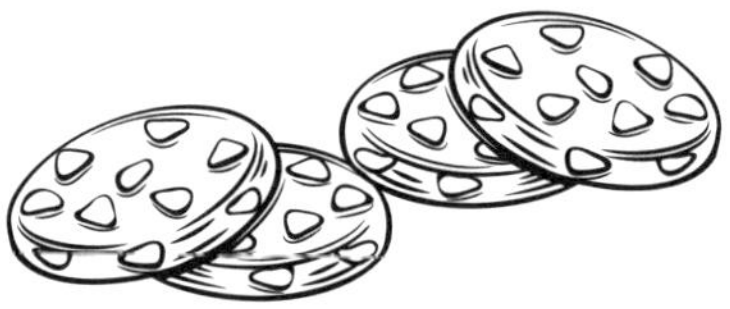

100 g Halbfettbutter (weich)

60 g Kokosblütenzucker

1 Prise Vanillepulver

1 Ei

1/2 TL Zimt

1 Prise Salz

1 TL Backpulver

60 g Weizenmehl

120 g zarte Haferflocken

1. Den Backofen auf 180 °C Ober-/Unterhitze vorheizen.
2. Butter, Zucker, Vanillepulver, Ei, Zimt und Salz mit dem Handrührgerät cremig rühren.
3. Backpulver, Mehl und Haferflocken hinzufügen und zu einer homogenen Masse verarbeiten.
4. Aus dem Teig ca. 30 Kekse formen, auf ein mit Backpapier ausgelegtes Backblech legen und 15-20 Minuten goldbraun backen.

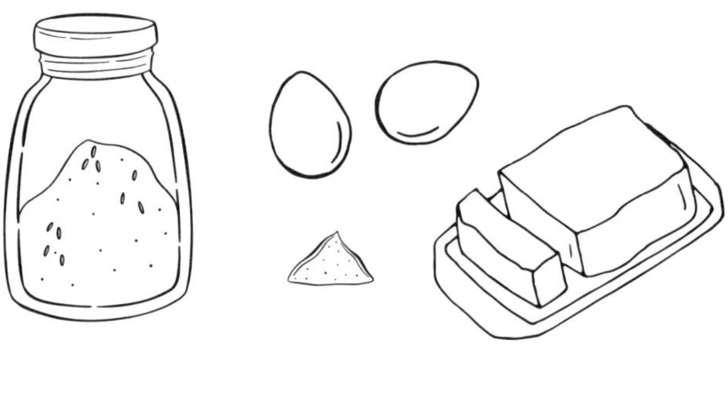

REZEPT

Dunkle Schokolade

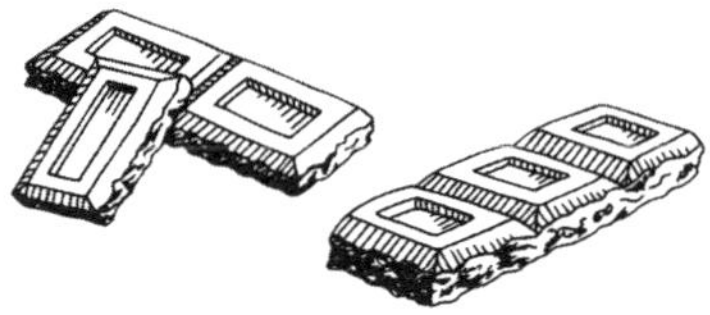

Für ca. 120 g

50 g Kakaobutter

10 g Kokosöl

40 g Puder-Erythrit

20 g Kakaopulver

Mark einer Vanilleschote

1 Prise Salz

1. Kakaobutter und Kokosöl über heißem Wasserbad schmelzen (sollte nicht über 37 °C erhitzt werden).
2. Puder-Erythrit hinzufügen und unter Rühren auflösen. Kakaopulver, Vanille und Salz unterziehen und weiterhin gut verrühren.
3. Die fertige Schokomischung kann nun über Gebäck gegeben werden, wo sie eine tolle Glasur bildet. Man kann sie auch zu Schokolade weiterverarbeiten, z. B. abgefüllt in Pralinenformen oder als Bruchschokolade. Dazu die Masse auf ein mit Backpapier ausgelegtes Backblech streichen und nach Belieben mit gehackten Pistazien, gehackten Nüssen, Chia-Samen, gehackten Cranberrys etc. belegen. Im Kühlschrank aufbewahren!

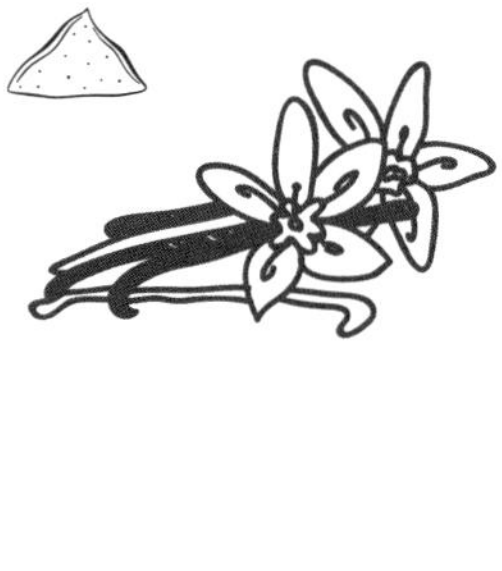

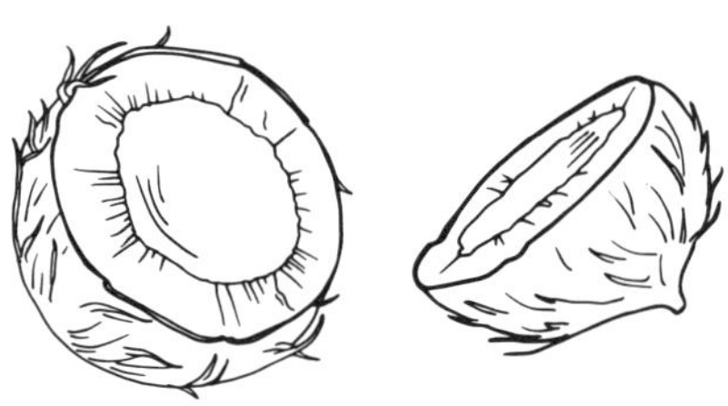

Tag 25 ______________

Tagesaufgabe:

Verändere deine Glaubenssätze!

Wir alle haben Prägungen aus unserer Kindheit, auch was den Zucker betrifft. Zucker war bei dir als Kind vielleicht die Belohnung für gute Noten oder vorbildliches Verhalten. Oder zuckrige Lebensmittel waren streng verboten. Vielleicht waren Süßigkeiten aber auch immer verfügbar und du hast sie benutzt, um Frust oder Kummer zu bekämpfen. Daraus können feste Überzeugungen resultieren, sogenannte Glaubenssätze, die es einem schwermachen vom Zucker loszukommen. Beispiele: »Wenn ich etwas Süßes bekomme, habe ich etwas gut gemacht und werde gemocht.« »Zucker gibt mir Energie, wenn ich müde bin.«, »Wenn ich Zucker esse, bin ich glücklich.« Deine heutige Aufgabe besteht darin, deine eigenen Glaubenssätze zu finden und sie zu ersetzen.

Mein Speiseplan

Frühstück ______________________________

____

Mittagessen ______________________________

____

Abendessen ______________________________

____

Snacks ______________________________

Getränke ______________________________

Was ist das Erste, das dir einfällt, wenn du an Zucker denkst?

Zucker ist ...

Zucker macht ...

Wie wurde in deinem Elternhaus mit Zucker umgegangen?

Mein Glaubenssatz

Was kostet es dich, an diesem Glaubenssatz festzuhalten? (Z. B. deine Gesundheit, Freiheit, Wohlfühlgewicht)

Finde einen starken Gegenspieler für deinen Glaubenssatz und kehre ihn ins Positive.

Mein neuer Glaubenssatz

Tag 26 ____________

Tagesaufgabe:

Früchte: Freund oder Feind?

Obst ist gesund. Oder etwa doch nicht? Früchte enthalten Vitamine, Ballaststoffe und andere Nährstoffe, die gut für uns sind. Und tatsächlich verdünnen die Ballaststoffe und das Wasser in der ganzen Frucht den Zuckergehalt. Aber man sollte bedenken, dass in Obst nur sehr wenige Nährstoffe enthalten sind, die man nicht auch über Gemüse zu sich nehmen kann. Außerdem ist unser Körper nur auf die Aufnahme von geringen Fruktosemengen pro Tag ausgerichtet (etwa 2 Stück Obst). Auf Seite 6 hast du bereits erfahren, wie gefährlich große Fruktosemengen für den Körper sind. Denn zu viel Fruktose bewirkt, dass das Sättigungshormon Leptin nicht mehr ausgeschüttet wird, wodurch wir immer mehr essen. Fruktose geht in die Leber und bei großen Mengen ist die Leber schnell überfordert und wandelt einen Großteil des Zuckers in Fett um. Leberverfettung, Fettleibigkeit, Insulinresistenzen, Typ-2-Diabetes und Bluthochdruck sind die Folge. Wie bei vielen anderen Dingen, macht hier die Menge das Gift. Wenn du alle anderen Fruktosequellen ausschließt, kannst du dir ruhig zwei Stück Obst am Tag gönnen. Überdenke als heutige Aufgabe deine tägliche Fruktosezufuhr.

Mein Speiseplan

Frühstück ____________________

____

Mittagessen ____________________

____

Abendessen

Snacks

Getränke

Geringer Fruktosegehalt:

Blaubeeren, Himbeeren, Aprikosen, Honigmelonen, Grapefruits, Papaya

Mittlerer Fruktosegehalt:

Pflaumen, Nektarinen, Orangen, Stachelbeeren, Erdbeeren

Hoher Fruktosegehalt:

Weintrauben, Bananen, Kirschen, Äpfel, Birnen, Kiwis

Wo versteckt sich Fruktose?

Haushaltszucker: 50 % Fruktose + 50 % Glukose
Banane: 55 % Zucker, davon mehr als die Hälfte Fruktose
Honig: 40 % Fruktose
Agavendicksaft: 70–90 % Fruktose

Tag 27 ______

Tagesaufgabe:

Suche dir Mitstreiter!

So wie die meisten Dinge fällt dir auch der Zuckerverzicht leichter, wenn du Gleichgesinnte hast, die dich unterstützen. Das gilt vor allem dann, wenn du deine Ziele auch langfristig umsetzen willst. Je mehr Menschen du für deine Sache begeistern kannst, desto weniger leicht gerätst du in Versuchung. Und ihr könnt eure Erfahrungen, Tipps und Rezepte austauschen. Fange also heute damit an, dir Mitstreiter zu suchen!

Mein Speiseplan

Frühstück ______

______

Mittagessen ______

______

Abendessen ______

______

Snacks ______

______

Getränke ______

______

Diese Menschen wünsche ich mir als Mitstreiter im Kampf gegen Zucker

So will ich sie überzeugen

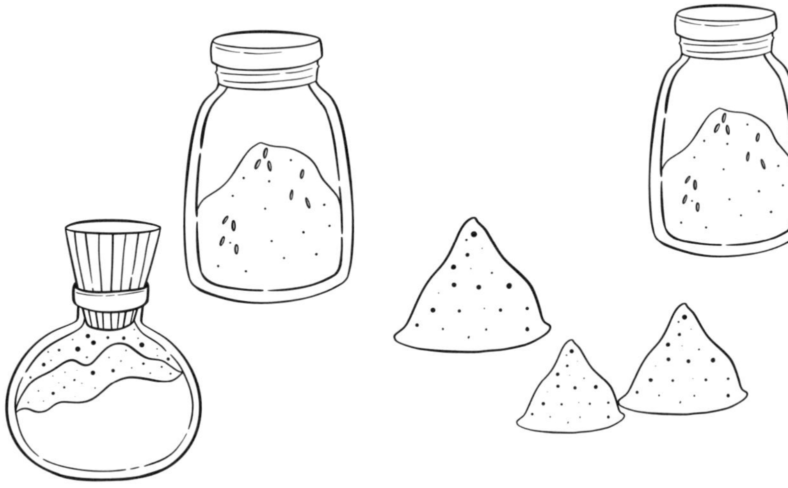

Tag 28 ____________

Tagesaufgabe:

Suche nach Alternativen!

Seit einigen Jahren gibt es eine ganze Flut an alternativen Süßungsmitteln, die versprechen, gesünder als Zucker zu sein. Das mag teilweise richtig sein, dennoch ist Vorsicht geboten! Denn es ist ja trotzdem Zucker und der führt in Versuchung. Nach deiner 30-Tage-Challenge kannst du mit den Zuckeralternativen, die hier vorgestellt werden, experimentieren. Sie sollten jedoch nur moderat eingesetzt werden. Zusätzlich zu den hier aufgeführten Süßungsmitteln kannst du auch Stevia oder Erythrit versuchen, die auf Seite 70 vorgestellt wurden.

Mein Speiseplan

Frühstück ____________________

____

Mittagessen ____________________

____

Abendessen ____________________

____

Snacks ____________________

____

Getränke ____________________

____

Kokosblütenzucker

Ist der eingedickte, kristallisierte Blütensaft von Kokospalmen und enthält neben Ballaststoffen auch Mineralstoffe wie Eisen, Magnesium und Zink. Er enthält zwar genauso viele Kalorien wie Zucker, lässt den Blutzuckerspiegel aber kaum ansteigen. Er kann Zucker 1:1 ersetzen und zum Backen eingesetzt werden.

Reissirup

Wird aus Reismehl gewonnen und lässt den Blutzuckerspiegel deutlich weniger ansteigen als Zucker. Er enthält reichlich Mineralstoffe und hat einen malzig-nussigen Geschmack. Seine Süßkraft ist geringer als die von Haushaltszucker.

Ahornsirup

Ist der Saft von Ahornbäumen und schmeckt feinwürzig und leicht nach Karamell. Er hat einen glykämischen Index von 55 und lässt daher den Blutzuckerspiegel weniger ansteigen als Zucker, hat jedoch auch eine geringere Süßkraft. Je heller der Sirup, desto besser die Qualität.

Honig

Wird von Honigbienen aus Blütennektar erzeugt und süßt stärker als Zucker. Er besteht aus Fruktose, Glukose, Saccharose und Maltose und enthält zahlreiche Vitamine und Mineralstoffe.

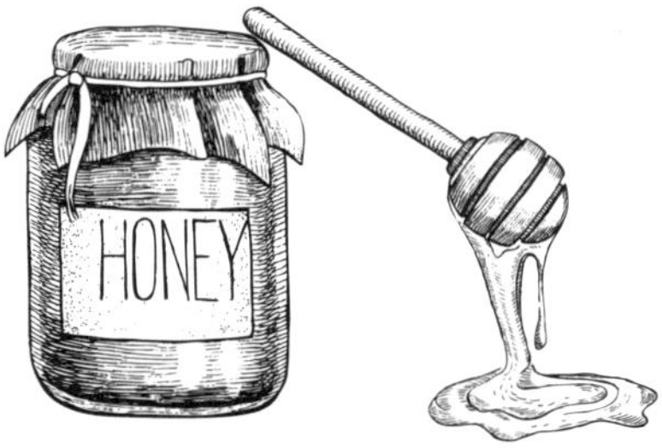

Tag 29 ____________

Tagesaufgabe:

Verändere deine Rituale!

Du hast die letzten Wochen dein Essverhalten und insbesondere deinen Zuckerkonsum stark reflektiert und sicherlich ist dir aufgefallen, dass du Zucker oft aus Gewohnheit oder als Belohnung isst. Vielleicht hast du dich an die Tafel Schokolade abends vor dem Fernseher schon so gewöhnt, dass es zum Ritual geworden ist. Oder belohnst du dich nach einem stressigen Tag in der Arbeit vielleicht gerne mit einem Stück Kuchen? Solche Automatismen kannst du verändern, aber du musst dich ihrer zuallererst einmal bewusst werden. Blättere dein Workbook durch oder überlege, wie deine Rituale aussehen und wie du sie verändern kannst.

Mein Speiseplan

Frühstück ____________________

____

Mittagessen ____________________

____

Abendessen ____________________

____

Snacks ____________________

____

Getränke ____________________

____

In diesen Situationen esse ich aus Gewohnheit Zucker

Auf diese Weise werde ich die Gewohnheit verändern

Für diese Dinge habe ich mich schon einmal mit Süßem belohnt

In Zukunft möchte ich mich lieber damit belohnen

Tag 30 ____________

Tagesaufgabe:

Feiere dich selbst!

Herzlichen Glückwunsch! Du hast es geschafft, 30 Tage lang auf Zucker zu verzichten und den Grundstein für ein gesünderes Leben zu legen! Deine heutige Aufgabe ist es, richtig stolz auf dich selbst zu sein! Lass im Kopf Revue passieren, was du in den letzten Wochen gelernt und geschafft hast und was du dir für die Zukunft erhalten möchtest. Lies dir deine vorherigen Briefe an den Zucker durch und verfasse einen dritten und letzten.

Mein Speiseplan

Frühstück ____________________

____

Mittagessen ____________________

____

Abendessen ____________________

____

Snacks ____________________

____

Getränke ____________________

____

Brief an den Zucker

Hallo Zucker,

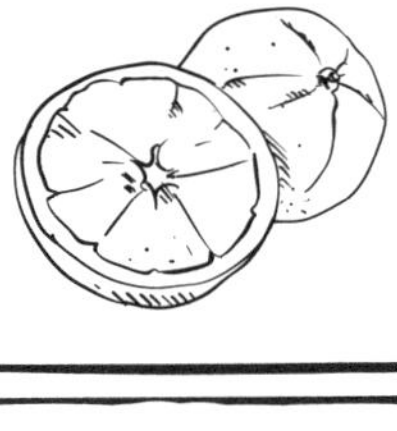

Fazit nach Woche 4

4 Wochen ohne Zucker – jetzt fühle ich mich

Das ist mir besonders schwergefallen

Das war einfacher als gedacht

Ein stolzer Moment

So war meine Schlafqualität

So habe ich mich nachmittags gefühlt

So ging es meiner Verdauung

So war meine Laune

Diese neuen Rezepte habe ich ausprobiert

Das möchte ich gerne beibehalten

Das war nervig

Das war besonders lecker

In dieser Situation habe ich Zucker vermisst

Ein Aha-Erlebnis

Das war besonders motivierend

Diese Menschen haben mir geholfen

Diese Reaktionen habe ich von anderen Menschen bekommen

Das nehme ich mir für die Zukunft vor

Bibliografische Information der Deutschen Nationalbibliothek
Die Deutsche Nationalbibliothek verzeichnet diese Publikation in der Deutschen Nationalbibliografie. Detaillierte bibliografische Daten sind im Internet über https://dnb.de abrufbar.

Für Fragen und Anregungen
info@m-vg.de

Wichtige Hinweise
Dieses Buch ist für Lernzwecke gedacht. Es stellt keinen Ersatz für eine individuelle medizinische Beratung dar und sollte auch nicht als solcher benutzt werden. Wenn Sie medizinischen Rat einholen wollen, konsultieren Sie bitte einen qualifizierten Arzt. Der Verlag und der Autor haften für keine nachteiligen Auswirkungen, die in einem direkten oder indirekten Zusammenhang mit den Informationen stehen, die in diesem Buch enthalten sind.

Ausschließlich zum Zweck der besseren Lesbarkeit wurde auf eine genderspezifische Schreibweise sowie eine Mehrfachbezeichnung verzichtet. Alle personenbezogenen Bezeichnungen sind somit geschlechtsneutral zu verstehen.

Originalausgabe
3. Auflage 2025

Türkenstraße 89
80799 München
Tel.: 089 651285-0

Konzept und Texte: Susanne Beinvogl
Rezepte: Veronika Pichl
Umschlaggestaltung: Manuela Amode
Bildnachweis: Shutterstock.com: Vavavka; EngravingFactory; Olga Olmix; Nikolaeva; Susann Schroeter; mamita; Canicula; Olga_Zaripova; Epine; Victoria Sergeeva; MicroOne; vectorgirl; alya_haciyeva; Drawlab19; Plawarn; Bodor Tivadar; Alfazet Chronicles; olllikeballoon; Ennona Gavrilova_Ellina; Epine; Marharyta Kovalenko; Olli_may; Visual Generation; LHF Graphics; MarinaDa; Poltorak; La Puma; primiaou; godfather744431; Fotonium.
Layout und Satz: Müjde Puzziferri, MP Medien, München
Druck: Florjancic Tisk d.o.o., Slowenien
Printed in the EU

ISBN Print 978-3-7423-0941-9